Processus psychanalytiques et procédures neuropsychologiques

Essais d'articulation des neurosciences et de la psychanalyse face aux patients

Études Psychanalytiques

Collection dirigée par Alain Brun et Joël Bernat

La collection *Études Psychanalytiques* veut proposer un pas de côté et non de plus, en invitant tous ceux que la praxis (théorie et pratique) pousse à écrire, ce, « hors chapelle », « hors école », dans la psychanalyse.

Dernières parutions

Jeanne DEFONTAINE, *Dérives perverses dans le couple et blessures d'enfance*, 2019.
Françoise PEYPOUDAT, *Regards psychanalytiques sur la formulette de tradition orale, Les enjeux de la transmission,* 2019.
Nafissa BOUKERCHE-DELMOTTE, *Clinique et politique de la douleur*, 2019.
Cléopâtre ATHANASSIOU-POPESCO, *L'organisation du moi, À propos du parasitisme,* 2019.
Julien MAUCADE, *La radicalisation ou La résurrection du père par le fanatisme*, 2018.
Jean-Tristan RICHARD, *Handicaps, institutions et psychanalyse*, 2018.
Béatrice BÉRARD, Lydie CAMUS, Laurent KOELBLEN, Marie-Sarah NÉJADI, Dorit PERL, Christine ZIMAMOU-PRIGENT, *Perversion – Variations sur un thème*, 2018.
Catherine COMBASE, *Histoire de Psyfa – Psychanalyse et famille*, 2018.
Radu CLIT, *Du trauma à l'écriture, un point de vue sur la création littéraire de Herta Muller*, 2018.
Claude NACHIN, *Abrégé de psychanalyse*, 2017.
Cléopâtre ATHANASSIOU-POPESCU, *L'observation d'un bébé de zéro à deux ans dans sa famille. Commentaire psychanalytique*, 2017.
Abderrahmane SI MOUSSI et Mira OURARI-SI MOUSSI, *La psychothérapie psychanalytique en Algérie, Névrose individuelle et névrose collective,* 2017.
ASSOCIATION LA MAISON VERTE, *Prévention, vous avez dit prévention ?*, 2017.

Maurice Netter

Processus psychanalytiques et procédures neuropsychologiques

Essais d'articulation des neurosciences et de la psychanalyse face aux patients

L'Harmattan

5-7, rue de l'Ecole-Polytechnique, 75005 Paris

www.editions-harmattan.fr

ISBN : 978-2-343-18136-3
EAN : 9782343181363

SOMMAIRE

DEUXIÈME PARTIE
PROCESSUS et PROCÉDURES

TROISIEME PARTIE
L'ANGOISSE

QUATRIÈME PARTIE
ESSAIS POUR PENSER L'ARTICULATION DES DEUX DOMAINES, NEUROPSYCHOLOGIQUE ET PSYCHANALYTIQUE

CINQUIEME PARTIE
EN SE RAPPROCHANT DE LA CLINQUE

AVANT PROPOS

> "Je serai satisfait si ces quelques remarques ont attiré
> l'attention sur l'importante médiation qu'édifie la
> psychanalyse
> entre la biologie et la psychologie."
> Freud S., 1913. *Intérêt de la psychanalyse*.

Du point de vue neurologique, les opérations de fragmentation et de reconstruction sont quatre aspects du fonctionnement cérébral qui m'ont particulièrement intéressé :

1- Le premier aspect est le caractère associatif de tous les montages physico-chimiques, cellulaires, fonctionnels du cerveau : aucune localisation pour une seule catégorie d'objets perçus par les systèmes récepteurs ou émetteurs (vision, langage, comportement, émotion, etc.), mais plutôt la diffraction des éléments qui entrent par les sens, leurs associations et leur réexpédition vers les cortex par le thalamus, enfin leur recomposition en un ensemble nouveau qui s'exprime au-dehors.

La possibilité de ces associations vient de la plasticité des synapses et des connexions entre les neurones, et entre les amas (noyaux) de neurones.

Entre autres choses ceci m'évoque, du point de vue psychique, la formation de chaque imago à partir d'une multitude de perceptions d'une figure familiale, le morcellement de ses aspects, le regroupement souvent variable de ces aspects dans le discours de l'analysant. Les connexions avec d'autres imagos, en particulier celle de soi-même, en font un réseau dont il faut tenir compte lorsque l'analysant parle du Père, de la Mère et de bien d'autres, qui ne sont souvent que des recompositions plus ou moins transitoires.

2- Le second aspect de ces “échos”, proche du premier, est le grand nombre de modulateurs qui contrôlent chaque déplacement de l’influx nerveux pour le renforcer ou l’inhiber. Souvent ces modulateurs sont eux-mêmes soumis à des boucles de rétroaction qui freinent leur activité ou l’augmentent en amont que ce soit au niveau des synapses, des connexions entre noyaux de neurones, ou entre les aires corticales.
Ceci peut rappeler les systèmes de défenses mises en œuvre pour aménager la relation du moi avec ses objets internes, mais aussi l’importance des défenses contre les défenses. Ces régulations cérébrales comme le pare-excitations, sont fragiles du fait de la complexité de leur formation qui résulte d’une synthèse entre le programme génétique lui-même, et les processus épigénétiques, internes aux chromosomes, mais différents de l’ADN. De plus le système glial nourrit et contrôle l’ADN, le tout en interaction avec l’environnement externe : l’intersubjectivité, la vie groupale et institutionnelle.

3- Le troisième aspect est l’identité du pattern neurologique pour la représentation d’une action qu’elle soit exécutée par le sujet, simplement pensée ou même vue exécutée par un tiers. La découverte des neurones miroirs, dont certains sont à la fois sensoriels et moteurs, montre un des composants du substrat cellulaire de cette fonction de “connaissance d’autrui”, c’est la “théorie de l’esprit” selon l’expression des neurosciences actuelles. Il s’agit de la représentation (théorie) que chacun se fait de ce qui se passe dans la tête de l’autre quand il est devant nous (son “esprit”). Ceci rend possible l’imitation, l’identification, et la formation de fantasmes organisateurs de la perception d’autrui.

4- Le quatrième aspect est le caractère non conscient de bien des perceptions, émotions, réflexes conditionnés et ceci à cause de la localisation de leurs premières entrées dans le système cérébral. Le temps devient un des paramètres majeurs pour les évènements non conscients. Pour Freud l’inconscient ne connaît pas le temps, certains psychanalystes pensent qu’il vaudrait mieux dire que le temps de l’inconscient est autre que le temps vécu consciemment.

En neurologie comme en psychanalyse, on ne peut pas parler d'un processus interne (physiologique ou psychique) sans penser à tous les autres tellement la connectivité et le maillage en réseau des neurones est serré. D'où l'impossibilité d'éviter les répétitions.[1]

N.B. J'ai été agréablement surpris par l'importance de l'utilisation du conditionnel dans les textes des principaux leaders de la recherche en neuropsychologie : les méthodes sont rigoureuses, mais l'interprétation des résultats est toujours nuancée, laissant la possibilité à d'autres points de vue et à d'autres découvertes de modifier profondément la compréhension des résultats et d'inciter à modifier les méthodes. J'ai été, par contre, étonné de l'utilisation fréquente de personnifications : *« L'évolution a choisi... ou le système limbique interprète »* ainsi que de façons de s'exprimer de type philosophique. Deux façons de penser auxquelles nous non plus — psychanalystes — ne pouvons échapper : « *Le moi cherche l'amour du Ça* » dit Freud.[2]

Mon hypothèse

L'inconscient dynamique se serait organisé pour s'adapter aux réactions "automatiques" du début de la vie, les moduler ou les exagérer, les modifier et les utiliser comme étayage en vue du développement de la complexité psychique en relation avec l'environnement social et sociétal. On peut penser à la "pulsion épistémophilique" de Bion et au "Seeking system" de Jason S. Wright & Jaak Panksepp[3], comme formulations de ce qui pousse le sujet à chercher et découvrir de nouvelles composantes pour inventer des procédures "simplexes"[4] afin d'atteindre ce qui l'attire.

---

[1] *Neuropsychanalysis Journal,* 2012 -1 Londres.

[2] FREUD S., 1922. Le Moi et le Ça, in *O.C* Tome XVI, p. 299-300

[3] WRIGHT. J. J., PANKSEPP. J., 2012. An Evolutionary Framework to Understand Foraging, Wanting, and Desire: The Neuropsychology of the SEEKING System, in : *Neuropsychoanalysis Journal* 2012-1

[4] BERTHOZ A., 2009. *La simplexité,* Odile Jacob

PREMIÈRE PARTIE

APPROCHE DES FONDAMENTAUX

PROBLÉMATIQUE

« Le câblage de notre cerveau est dû aux prolongements des neurones qui font des connexions avec d'autres neurones. Le cortex "rationnel" dialogue ainsi constamment avec le système limbique "émotif" et les structures hypothalamiques "pulsionnelles". C'est de cette façon que l'intégration entre les besoins du corps et les désirs de la pensée se réalise ».

Ce passage du "*Cerveau à tous les niveaux*" [5] n'hésite pas à nommer ensemble chaque structure neurologique et son correspondant psychique, établissant une topique en trois étages interconnectés, mais bien distincts. Le rapprochement de certains textes majeurs de Freud avec des textes de bons chercheurs en neuropsychologie rend manifestes leurs ressemblances !

Ceci m'invite à une "expérience de pensée" : explorer ces ressemblances assez loin "pour voir", sans chercher des équivalences ni de simples métaphores, mais, éventuellement, mettre en relief les différences et affiner mes propres concepts.

Freud et le modèle neuronal

Les neuropsychologues soulignent que Freud semble avoir gardé une représentation neuronale du fonctionnement psychique. Dans ses textes on trouve beaucoup de termes

[5] Le site canadien qui donne le fil conducteur neurologique de cet essais, est organisé par thèmes : c.f.m.j = Cerveau à tous les niveaux : fonctions, moléculaire, et couleurs pour la difficulté : jaune (jaune=débutants, vert=intermédiaires, rouge=avancés) cliquer sur : site canadien, Université Mc Gill Montréal : www.lecerveau.mcgill.ca. Puis sur accueil.

employés par les deux approches : les strates, l'inhibition, l'excitation, la reconstruction du souvenir et des personnages (leur rappel les modifie), le principe de constance, la dissociation de la représentation et de l'émotion, le traumatisme du moi lorsqu'il est soumis à un stress qui dépasse les seuils de ses capacités de régulation. On pourra allonger la liste. Est-ce une simple conséquence de sa formation initiale qu'il n'aurait jamais pu dépasser comme certains collègues psychanalystes l'affirment ? Freud reste-t-il marqué tout au long de sa vie par le souvenir de ses recherches sur les frayages des synapses et pense-t-il toujours les choses d'après une figuration neurologique ? La réciproque est aussi évidente : les neuropsychologues héritent de plusieurs disciplines certes (biochimie, neurologie, psychologie expérimentale), mais ils utilisent des concepts qu'ils reconnaissent chargés d'un nouveau sens par Freud.

Le raisonnement par analogie compris non pas comme utilisation d'une image pour l'illustration d'une démonstration, mais comme processus de pensée, permet d'étendre ses connaissances. Il s'agit d'élaborer un raisonnement fondé sur les rapports ou les ressemblances entre des choses en tant qu'elles indiquent des rapports et non des entités. Ces rapports, ici, forment des touts articulés, ce sont leurs articulations qui sont des structures semblables, et qui sont pensées comme analogues. Les choses en question peuvent être très différentes en elles-mêmes : par exemple les ailes des oiseaux sont les analogues des pattes avants des quadrupèdes.

Pour les petits enfants qui commencent à parler, toutes les femmes sont des "maman", tous les hommes sont des "papa", car à leurs yeux ces adultes s'occupent d'enfants. L'analogie permet une première catégorisation. À partir de là, ils font, progressivement, une différentiation : ils précisent leur connaissance du monde extérieur, les femmes ne sont pas toutes des mamans et de proche en proche, ils parviennent à former des catégories, des concepts à la fois plus abstraits et plus personnels. L'analogie établit les bases de départ de la pensée.

L'analogie désigne ici une similitude dans l'organisation de leurs éléments entre des instances de niveaux différents de complexité ; pris un à un ces éléments ne sont pas comparables, mais la structure de leur arrangement, de leurs interconnexions et la ou les fonctions que ceux-ci engendrent possède une correspondance. Les procédures dont parlent les neuropsychologues et les processus dynamiques décrits par les psychanalystes sont dotés d'une structure c'est-à-dire d'un ensemble plus ou moins stable d'éléments interdépendants, il y a une ressemblance entre l'organisation de ces ensembles dans chacune des deux approches.

Le discours du patient est fondé sur l'analogie spontanée : l'association "libre"

Le discours vivant des patients est-il organisé selon les exigences de leur architecture cérébrale personnelle ? Celle-ci étant continuellement modifiée par toutes les activités de la personne spécialement par celles qui comportent une forte charge émotionnelle liée à des représentations inconscientes comme dans le transfert ?
Le dispositif psychanalytique repose sur la proposition de l'analyste faite à l'analysant de parler ce qui lui vient à l'esprit : les associations se font, en général, selon des ensembles d'analogies, qui sont des récits de rapports entre des choses, des attitudes, des évènements. Ces rapports de liens ne sont pas en général rationnels, leur apparente incohérence est la source de découvertes et d'ouvertures.

« L'influx nerveux ne rencontre jamais de "cul-de-sac" dans le cerveau ; son point d'arrivée dans une région est toujours un point de départ potentiel vers d'autres neurones. Cet assemblage de milliards de circuits qui se bouclent sur eux-mêmes fait qu'il est très difficile d'avoir "des pensées entièrement rationnelles" ou "des émotions pures" ». (*Le cerveau à tous les niveaux*).

Les topiques freudiennes, Inconscient-préconscient-conscient, pour la première qui se réfère à des lieux avec des frontières (les censures), pour la seconde formée par le Çà le Moi et le Surmoi qui sont évoqués comme des processus en interaction, sont-elles une simple invention utilitaire (pour le clinicien et pour le théoricien) ou sont-elles “produites” par les dispositions anatomiques et physiologiques du cerveau ? Est-ce que notre façon de penser est marquée par les nécessités physiologiques comme les fragmentations et les recompositions qui se produisent dans la formation et la restitution de nos souvenirs et apprentissages ? Et déjà comme les procédures physiologiques utilisées par nos synapses pour les divers types de mémoire ainsi que pour les régulations de nos réponses aux excitations ?

Beaucoup d’auteurs pensent qu’il n’y aurait au contraire ni reflet entre les deux approches, ni hétérogénéité… mais alors quel type de relation peut-on découvrir entre elles et que peuvent-elles s’apporter l’une à l’autre sur le plan théorique et clinique ? Il est banal de rappeler que l’intégrité anatomique, physiologique et fonctionnelle de notre organe appelé cerveau est indispensable au bon fonctionnement de tout notre organisme y compris et surtout de notre pensée, de nos émotions, de nos souvenirs, de nos désirs et de nos capacités de décisions. Notre vie psychique consciente et inconsciente dépend de lui. Où en sommes-nous ?

Réductionnisme ou émergentisme, le débat

Ce débat pourrait-il se situer au sein de la grande controverse entre les tenants du “réductionnisme” et ceux de “l’émergentisme” qui anime les milieux “scientifiques” actuels, spécialement celui des neuro-physiciens ? On peut le transposer dans le domaine de la neuropsychologie. Les réductionnistes pensent que la grande diversité des phénomènes naturels peut s’expliquer à partir d’un petit nombre d’entités élémentaires et de lois fondamentales. Les émergentistes affirment que le tout est plus que la somme de ses parties et que les lois qui le régissent émergent du changement de niveau que l’on aborde.

(*La Recherche*, février 2007). En schématisant à l'extrême, il y aurait d'un côté Erik Kandel qui s'est délibérément voulu réductionniste en cherchant dans la biochimie de la cellule nerveuse le secret de la mémoire à long terme[6]. Il voit dans le prion, protéine très spécifique, n'existant que dans le système nerveux (qui ressemble au virus de la vache folle) le modèle possible de la modification de l'orientation spatiale : active/dormante (spin) qui rend la protéine capable de se maintenir dans les synapses indéfiniment régulant la synthèse d'autres protéines nécessaires au maintien des nouvelles synapses. À l'autre pôle, Joseph LeDoux [7]*("The synaptique self")* étudie les grands circuits qui relient les diverses parties du cerveau en ensembles fonctionnels nécessaires pour apprendre et retenir, comme le circuit de la peur (un des plus simples) et d'autres qui l'intègrent. Ces deux éminents chercheurs ne sont en réalité pas du tout des adversaires. Pour eux les deux points de vue sont deux polarités : *le réductionnisme* permet de savoir comment fonctionnent les éléments constitutifs du neurone, Kandel pense que la base de la mémoire à long terme se situe au sein de la synapse (une modification de l'orientation du spin de façon permanente) et *l'émergentisme* offre à LeDoux une possibilité de penser, compte tenu de ce que sont les neurones, comment ils peuvent engendrer, par leurs multiples connexions, des activités très complexes ayant leurs lois propres. Un neurone possède en effet, un axone qui se ramifie en général à son extrémité pour former des synapses avec les dendrites d'autres neurones ; chaque neurone possède de nombreuses dendrites qui lui permettent de recevoir des centaines de connexions à courte et longue distance. De plus, les circuits de notre cerveau sont très redondants *("massively degenerate",* en anglais) et plusieurs circuits peuvent accomplir la même fonction.

---

[6] KANDEL E., 2006. *À la recherche de la mémoire*, 2006, Paris, Odile Jacob

[7] LEDOUX J., 2003. *The synaptic self : Comment nos cerveaux deviennent qui nous sommes.* London, Penguin Books

Le concept de causalité et la simplexité : une façon de penser non linéaire

Alain Berthoz (2009) propose, sous le nom de SIMPLEXITE, titre de son livre, une façon qui me paraît plus adaptée à notre sujet que la seule bipolarité réductionnisme/émergentisme qui souvent revient à opposer la recherche du plus simple élément ou processus, (laquelle recherche peut entraîner des simplifications abusives), à une certaine conception de la complexification d'où sortiraient automatiquement des organisations nouvelles. Alain Berthoz remarque que le vivant ne fonctionne pas seulement ainsi : *« Nulle part n'est évoqué le phénomène absolument remarquable qui s'est produit chez le vivant : la création de frontières délimitant des espaces clos comme la cellule ou le corps lui-même. Ces solutions sont des principes simplificateurs qui réduisent le nombre ou la complexité des processus et permettent de traiter très rapidement des informations ou des situations en tenant compte de l'expérience passée et en anticipant l'avenir, ce qui facilite la compréhension des intentions, sans dénaturer la complexité du réel. »* (*op.cit.* p.82 et 118).

Sous une autre forme, Evelyn Fox Keller écrit [8] : *« À la question : "Le vivant est-il réductible à la dynamique de matériaux physiques et chimiques ?", je réponds oui. Mais cela ne signifie pas que la biologie soit réductible à la physique telle que nous la connaissons. Parce que la physique en tant que science résulte en grande partie de travaux portant sur des systèmes homogènes et présentant des symétries. Les systèmes biologiques sont des systèmes physiques, mais la physique a bien du chemin à parcourir avant d'expliquer, ou même seulement de décrire les systèmes biologiques en termes physiques. »* (*op. cit.* p.62)

Pour E. Fox Keller, les organismes vivants portent en eux-mêmes leurs histoires et l'hétérogénéité les caractérise. Plus

[8] FOX KELLER E., 2007. "Physique et biologie, deux façons de penser le monde". *Revue La Recherche*, n°407 avril.

loin elle précise que l'utilisation de modèles mathématiques « a mis en relief l'importance de phénomènes qui n'existent qu'au niveau des systèmes entiers et pas au niveau de leurs constituants » (*op.cit.* p. 63).

La psychanalyse opérerait-elle grâce à l'instauration de cadres solides, analogues à des enveloppes organiques (dispositifs de la cure individuelle type, ensemble des règles propres à un petit groupe thérapeutique, ou à l'analyse d'une institution) ? Opérerait-elle à un niveau d'émergence spécifique : le dynamisme de la vie psychique, qui aurait ses organisations propres ? Le travail du psychanalyste à travers l'interprétation du et des transferts serait de rendre possible des remaniements du système des défenses du ou des sujets enfermés dans des processus répétitifs qui, dans leur vie courante, échappent à leur conscience.

Dans *L'Encyclopédie Universalis* on lit au mot *causalité*[9] *: « Pour le moment, la notion de causalité s'applique d'abord au côté technique ou même démiurgique de l'activité scientifique. Ce qui est nouveau, cependant, c'est l'émergence d'un réalisme, qui ne voit pas seulement dans la science un essai de la raison pour sauver la cohérence des phénomènes, mais une tentative critique pour faire la part, comme le disait Cournot, entre la configuration changeante de notre esprit et la constitution plus stable des choses ».*

La question de la causalité en est à la fois encore plus lourde de conséquences et plus difficile à poser. Il existe forcément un lien entre la constitution de notre psychisme et celle de notre cerveau. Il s'agit donc d'un dialogue permanent entre des hypothèses sur le substrat atteint par les dispositifs que nous mettons en œuvre pour étudier ce lien. Ces dispositifs tant en neuropsychologie qu'en psychanalyse sont issus de la "configuration" actuelle de l'esprit du chercheur et de sa communauté.

---

[9] *Encyclopédie Universalis*, article "Causalité" par R.Boudon, M. Gautier, B. Saint-Sernin. En fin de partie sur "idéalisme ou réalisme".

Ces hypothèses sont souvent le fruit d'une réflexion sur les insuffisances du modèle mis en œuvre pour les émettre. En tout cas il semble y avoir une certaine analogie entre la conception de Cournot et les recherches actuelles des psychanalystes sur le transfert et le contre-transfert comme source de connaissances et de changements. Par ailleurs la physique quantique nous rappelle qu'une plus grande précision dans les résultats et une plus grande efficacité dans les applications pratiques de ces résultats, sont obtenues si l'on inclut l'expérimentateur dans le processus expérimental et surtout si l'on tient compte du fait que l'activité des neurones se déroule à l'échelle du micromètre voire du nanomètre où les lois de la physique macrométrique ne sont plus applicables.

MÉMOIRES ET RE-PRÉSENTATIONS

Fragmentations des perceptions et constitutions des mémoires

Freud anticipe les précisions qu'apportera la biologie contemporaine en constituant une hypothèse sur la nature de l'inconscient et son dynamisme : il serait constitué par une accumulation de strates diverses donnant lieu à des sensations internes de processus dont le modèle serait celui de la série plaisir-déplaisir. Il avait parlé des frayages au niveau des synapses dans *l'Esquisse*, il note plus tard dans *Le Moi et le Ça*[10] que les processus internes auxquels ces frayages donnent lieu se manifestent par des sensations. *« La perception interne fournit des sensations de processus venant des strates les plus diverses, certainement aussi les plus profondes de l'appareil animique. Elles sont mal connues, celles de la série plaisir-déplaisir peuvent encore valoir comme leur meilleur modèle. Elles sont plus originelles, plus élémentaires que celles issues de l'extérieur, elles peuvent encore se produire dans des états de conscience trouble... Ces sensations sont multiloculaires ;*

[10] FREUD S., 1922. Le Moi et le Ça, *Œuvres Complètes (OC).*, T. XVI, Paris, PUF.

comme les perceptions externes, elles peuvent venir simultanément de divers endroits et ce faisant, avoir des qualités diverses, voire opposées. » p. 266

Les modifications synaptiques laissent des traces : renforcement des synapses, créations de nouveaux dendrites, nouvelles connexions et nouvelles boucles. Ces traces synaptiques sont enregistrées à plusieurs reprises dans le temps et dans l'espace neuronaux, elles constituent des strates nouvelles en gardant les caractéristiques propres à chaque niveau, elles deviennent ainsi des traces mnésiques. Ayant des connexions avec plusieurs autres strates elles peuvent être activées au sein de plusieurs ensembles eux-mêmes pouvant se modifier selon les besoins. Elles deviennent sources de perceptions de ce qui se déroule à l'intérieur du sujet : les processus. Je note les deux aspects des traces, en écho "aux qualités diverses voire opposées" du texte de Freud. Elles gardent leur caractéristique d'origine et en même temps elles sont activées dans des coalitions en perpétuel mouvement : stabilité, voire fixité des traces et des engrammes qu'elles forment entre elles, plasticité des réseaux qu'elles constituent avec d'autres. Ces processus atteignent la conscience par les sensations qu'ils font ressentir, particulièrement le plaisir-déplaisir.

La connectivité et le caractère associatif du fonctionnement cérébral se réalisent corrélativement aux dissociations en plusieurs lieux et selon divers aspects de ce qui est perçu et mis en mémoires (au pluriel). Ces processus de fragmentation et de reconstruction font écho aux découvertes de la psychanalyse dès son instauration : le refoulement comme séparation de l'affect et de la représentation avec déplacement des liens, la capacité d'emprunt à d'autres sources par contiguïté et pas seulement par association logique ou métaphorique. La permanence de l'influence du passé originaire et de son morcellement dans les diverses mémoires sur les réactions actuelles, est soulignée par les deux disciplines ; cette influence échappe à la conscience de façon habituelle.

La représentation comme présentation, recomposition, méta-représentation, fonctionnement global

Nous savons, en psychanalyse, que toute représentation est une formation composite de plusieurs éléments et sa réactivation peut déclencher toute une série d'émotions inconscientes, de sentiments conscients et de comportements. Est-il possible, par un long travail psychanalytique avec chaque analysant, d'établir un nouveau réseau de correspondances entre les diverses strates évoquées par Freud pour les sensations internes et les processus qui leur sont liés ? Et ainsi de soulager les angoisses de morcellement et dégager les patients de leurs confusions paralysantes ? Et ce faisant de modifier les équilibres (balances en anglais !) fondés sur de fausses liaisons et des reconnaissances proches de l'hallucination ? Et comment comprendre la distinction et les interactions entre "Trouble neurologique et conflit psychique" selon le titre de la monographie de psychopathologie réalisée par Francis Eustache et Mareike Wolf[11].

La neuropsychologie nous apprend que chaque faisceau de connexions dans les circuits du cerveau apporte un aspect à la construction de la représentation, celle-ci apparaît au niveau du fonctionnement cérébral comme une recomposition : - de caractéristiques, - d'objets, - de concepts, - de contextes.

Caractéristique : aspect partiel d'un objet dont la perception agit directement depuis le thalamus, l'amygdale et l'hippocampe, déclenchant une réponse émotionnelle puis comportementale. Cet aspect agit comme "l'indice" de la présence de l'objet total, comme une étiquette qui permet de retrouver automatiquement le contexte de son enregistrement.

Objet : perception plus globale par le cortex sensoriel primaire (une chaise = assemblage de barreaux) donnant un ensemble significatif : une forme.

[11] EUSTACHE F., WOLF M., 2002. *Trouble neurologique et conflit psychique*. Paris, PUF

Concept : l'objet ainsi perçu est classé comme entrant dans une catégorie par les cortex associatifs (une chaise est ce sur quoi on s'assoit), ce qui relève de la mémoire sémantique.

Contexte : cet objet est replacé dans tel environnement et à tel moment du passé principalement grâce à la mémoire épisodique.

Ces quatre définitions nomment les éléments qui se recomposent au cours de l'activité des noyaux et des régions qui leur correspondent. Cette activité est "représentée" sur les écrans de l'IRMf, et des autres appareils de détection de l'activité cérébrale par des manifestations physiologiques : augmentation du flux sanguin, variations des émissions de positons, etc. (cf. capsule "imagerie cérébrale" (*Le Cerveau à tous les niveaux).*

Les "circuits courts" comportent seulement l'éveil de l'amygdale et de l'hippocampe par quelques noyaux du tronc cérébral. Ils déclenchent essentiellement des réflexes conditionnés. Ils sont caractérisés par le fait que leurs connexions avec les autres noyaux peuvent attendre lorsqu'il y a l'urgence d'une réaction de survie : il s'agit d'une réponse immédiate à un indice lié à des émotions fortes, réponse qui déclenche des conduites de défense. Les circuits longs c'est-à-dire l'activation des différentes aires associatives du cortex avec tous leurs souvenirs à moyen et long terme, prendrait trop de temps. On réfléchit "après coup" !
La plupart des réactions de survie sont programmées par un câblage effectué dès avant la naissance et renforcées par les conditionnements acquis par l'expérience de la vie. Notre organisme perçoit l'attrait, le danger, voire l'état émotionnel d'une autre personne avant même que la conscience puisse se mettre en route : il répond sans distance à la perception de caractéristiques.

La représentation : est un système d'éléments diffractés en assemblées ou coalitions de neurones, divers, mais interconnectés. On parle d'un engramme selon J. Barbizet[12] ; celui-ci demeure à l'état potentiel jusqu'au prochain rappel qui est la re-présentation. Au cours de ce rappel s'opère une certaine nouveauté par rapport au dernier enregistrement mnésique. Cette représentation a trait à un objet, une image, une réaction émotionnelle, une action, un comportement, un événement. La nouveauté vient du fait du "trajet de retour" opéré par les divers éléments du réseau qui constituent l'engramme, chaque élément active, au passage, des épines dendritiques diverses ce qui modifie peu ou prou l'information qu'il véhicule, et ceci à chaque rappel.

Les circuits courts et les circuits longs de l'élaboration psychique des représentations

Il y a une analogie, et pas seulement une vague ressemblance, entre le fonctionnement cérébral du circuit long et le travail d'élaboration psychique accompli au cours d'une analyse. Ce dernier est fait de comparaisons, de discernement (déliaisons) et de liaisons plus fines avec des sentiments, nécessaires pour corriger les réactions immédiates (circuits courts) dont certaines, spécialement déclenchées par la peur, demeurent toute la vie et donnent parfois au psychanalyste le sentiment d'être inefficace.

La peur, par exemple, à la perception d'un indice de danger et le déclenchement des réactions d'attaque, de fuite et d'immobilisation constituent une structure qui a son analogue dans la crise d'angoisse provoquée par la sensation du retour d'un refoulé lors de l'advenue d'une situation d'étrange familiarité. Cette provocation donne lieu habituellement à une résistance à l'association libre lors d'une séquence de psychanalyse ou à un blocage du processus en cours de psychothérapie. Ceci souligne le rôle des affects dans la formation des imagos.

[12] BARBIZET J., 1982. "Les mécanismes cérébraux de la pensée ". *Revue Française de Psychanalyse (RFP)*, PUF- 3

Le transfert de caractéristiques s'opère entre les représentations et entre les objets auxquels elles réfèrent. Chaque représentation est ainsi modifiée à chaque rappel, elle entre en relation avec d'autres et les relations entre ces relations sont ensuite mémorisées elles-mêmes d'autant plus fortement qu'un conditionnement s'est établi entre leurs caractéristiques. Le conditionnement, quelle que soit la procédure de sa mise en place, est un lien enregistré entre une représentation : sensation, image, son, espace, délai, catégorie, très investie par un affect et une autre "neutre", c'est à dire n'ayant rien de spécialement commun avec la première. Le conditionnement transfère sur la seconde, la représentation neutre, une caractéristique de la première, le lien s'établit alors par l'affect qui va jusqu'à se détacher de la première.

Les imagos sont conditionnées par les transferts de caractéristiques. Elles sont très différentes des images même si le sujet cherche à leur donner une figuration, telle que celle d'Adam et de sa femme au jardin d'Eden commettant le péché "originel". Elles se construisent à partir de la mémorisation de ce que le tout jeune enfant perçoit des "objets" de son environnement. Le mot "objets" signifie choses jetées devant, ici plutôt choses au milieu desquelles il est jeté : ce sont des "personnages" ayant été classés selon les catégories de la mémoire sémantique : la Mère, le Père, le sujet lui-même et quelques personnages très liés à l'entourage sans oublier les ancêtres dont on lui parle et même ceux dont on ne lui parle pas. René Kaës et ses coauteurs (1993) ont bien explicité ce processus psychanalytique.[13]

Ces imagos se construisent chez l'être humain à partir des schèmes mentaux innés, modifiés, dès la vie intra-utérine, par les sensations primitives et les perceptions de son environnement, principalement le toucher, déclencheur d'émotion et de désir de répétition de ce qui a donné une satisfaction, puis un apaisement et un renfort narcissique. Les

[13] KAËS R., et *al.*, 1993. *Transmission de la vie psychique entre générations.* Paris, Dunod

imagos sont toujours, à l'instar du fonctionnement des mémoires, des représentations composites formées de fragmentations et de reconstructions empruntant chacune des caractéristiques de plusieurs objets et mêlant les classements sémantiques. L'écoute psychanalytique permet de mettre à jour dans le discours d'un sujet, par exemple, un aspect du grand-père paternel collé sur le visage de la mère du sujet ; ce dernier organise sa relation avec celle-ci en fonction de cet amalgame.

Amalgame et réflexe conditionné : le transfert de caractéristiques entre les représentations et entre les objets auxquels elles se réfèrent

Le fonctionnement mental et comportemental sous la dominance des Imagos se manifeste tout particulièrement par les réactions idéologiques systématiques ; ces dernières sont fondées sur le clivage et le transfert de caractéristiques qui créent l'amalgame. Le terme le plus proche utilisé par Freud est condensation, mais ce dernier mot ne renvoie pas aussi directement au caractère automatique de la réaction que celui d'amalgame.

Le clivage opère une dissociation entre le "bon et le mauvais", il permet ainsi l'amalgame par conditionnement entre deux groupes, en premier lieu ceux qui sont "dedans" et ceux qui sont "dehors". Les sujets apprennent ainsi à classer les gens en fonction de ces deux caractéristiques amalgamées (en général le bon est dedans, le mauvais, dehors, mais pas toujours). Une appréciation automatique se fait lors d'une réapparition d'un objet ayant une caractéristique similaire dans le champ de la perception : la notation "bon" est donnée si cet objet est dedans, la notation "mauvais" lui est attribuée si cet objet est dehors (ou vice versa) : il y a transfert de sens d'une caractéristique sur l'autre avec les conséquences comportementales qu'il déclenche : recherche ou évitement. Ce conditionnement et le processus d'amalgame de caractéristiques fonctionnent de façon non consciente.

Cette formulation dans le style cognitiviste doit, cependant, être replacée dans une compréhension plus large. Les émotions ne sont pas qu'une discrimination acquise de ce qui est bon ou mauvais (source de vie ou de mort), mais aussi l'expression de la transformation des modifications corporelles en affects (plaisir ou déplaisir) liés à des sensations procurées par un objet, personne concrète, personnage évoqué par cette rencontre ou simplement par la survenue d'un indice dont la perception peut éveiller une motion pulsionnelle.

Dans la cure, l'analyse du transfert de l'imago et de ce qu'elle condense de caractéristiques sur l'analyste et sur son cadre permet au patient de prendre conscience du conditionnement pathologique de la réponse automatique à une de ces caractéristiques déplacées et d'entreprendre une progressive décondensation. Le retour en séance, souvent dans l'actuel, de l'émotion déplacée par le conditionnement offre, en effet, à l'analyste la possibilité de construire une figuration du contexte présent intégrant son origine passée. Le patient peut alors replacer l'émotion dans son histoire. Cette sensation une fois nommée et visualisée du fait de sa figuration, se dégage de l'amalgame et rend consciente la constellation de représentations sous-jacentes au symptôme de l'angoisse. Ce nouveau processus dynamique permet alors l'introjection d'une pulsion à la place de l'imitation et de l'incorporation d'une posture apprise par répétition. Le patient ne cherche plus à ressembler à une imago composite grandiose et inquiétante qui a guidé nombre de ses attitudes, il peut aborder ses désirs avec plus de confiance.

Ceci est particulièrement efficace lorsqu'il s'agit du transfert de l'empreinte de la relation précoce à la mère et à son contexte environnemental sur le site analytique devenu insécurisant par un événement (par exemple un déménagement de l'analyste ou par son absence lors de vacances). Les sensations, corporelles, de malaise et, psychiques, d'étrangeté, sont amplifiées pendant la période plus ou moins courte d'adaptation à ce nouveau contexte. La formulation fine de ces sensations, la figuration que peut apporter ce décalage et les associations qu'il suscite, permettent le dégagement par rapport à la répétition de l'angoisse inscrite de façon inaperçue dans le rythme des séances. Il peut survenir alors une reliaison entre un souvenir, écran jusque là, et son arrière-fond primitif préverbal.

Cette permanence de la sensation liée à ces condensations c'est-à-dire la permanence de l'affect originel qui a surgi comme réponse conditionnée à un cadre de stimulations familiales, évoque ce que Freud écrivait dans *L'interprétation des rêves*[14] : *« Les affects liés aux pensées du rêve subissent moins de transformations que leur contenu représentatif ». (op.cit.p.432)*

LANGAGE

Fragmentations et reconstructions dans la séance

La neurologie du langage offre des exemples de mouvements de fragmentation des perceptions et de reconstruction des éléments à partir d'enregistrements dispersés mettant en jeu presque tout le cerveau.

Nous avons tous expérimenté le fait que lors d'une conversation, nous devons continuellement choisir, même lorsqu'aucune résistance n'intervient, parmi les figurations visuelles des représentations que nous voulons faire partager à notre interlocuteur : elles constituent en effet, une sorte de récit plus étendu que les représentations de mots. Il nous faut, pour ce récit, choisir non seulement des séquences de mots, mais aussi leurs traductions en paroles capables d'éveiller chez l'autre les émotions désirées. D'où l'intérêt, lors d'une séance de psychanalyse, de repérer les discordances langagières (syntaxiques et lexicales) qui surgissent dans le discours du patient et peuvent amener sur des lignées associatives complémentaires de celles que le flux verbal parvient à

---

[14] FREUD S., 1900. *L'interprétation des rêves*. Traduction I. Meyerson - D. Berger, Paris P.U.F. 1967, 1973, p. 432

exprimer dans un premier temps. Le non verbal auquel nous sommes de plus en plus attentifs ne se limite pas aux gestes, intonations, scansions, agirs du patient, mais il s'étend aussi aux représentations que nous nous faisons sous forme d'images et de sonorités silencieuses comme dans les rêveries. Nous remarquons souvent que le récit d'une scène décrite par un analysant avec émotion au début d'une séance d'analyse se retrouve à la fin d'une, deux ou trois séances, remanié et inséré dans un contexte qui rassemble les éléments apparemment disparates exprimés tout au long de cette ou ces séances.

Le temps pour choisir et traduire, qui peut ne durer que quelques millisecondes ou bien plusieurs minutes, n'est pas toujours une résistance à dire ce que l'on ressent ! Le choix de ce que l'on exprime est, lui, significatif d'une nouveauté dans la trame du discours et de la relation immédiate à la situation analytique : ses motivations sont souvent inconscientes c'est-à-dire sous l'influence du refoulement, du clivage ou d'autres processus psychiques.

Structure linguistique et dialogue psychanalytique

Le langage apparaît comme l'exemple type des arrivées fragmentées des perceptions dans les diverses aires sensorielles qui se connectent en réactivant les engrammes des expériences auditives et visuelles associées en plusieurs strates de mémoires. On connaît bien maintenant les réseaux de fibres nerveuses qui relient les aires activées par les langages écrit, parlé, écouté et lu, entre autres les aires de Broca et Wernicke reliées entre elles par le faisceau arqué puis avec les aires impliquées dans la motricité pour ne citer que les plus anciennement connues. La structure et le fonctionnement du langage, par contre, et non de telle ou telle langue, donnent lieu, pour le moment, à des hypothèses diverses.

Je vais partir de l'une d'entre elles, celle de Sydney Lamb[15]. Il insiste d'abord sur le fait que le langage n'est pas "un objet réel", mais repose sur des réalités précises comme, pour chaque personne, ses organes de production du discours (appareil phonatoire) et leurs productions elles-mêmes : les ondes sonores, les marques écrites, les opérations de parler, apprendre, comprendre et les procédures cérébrales qui permettent le traitement des informations. Cet ensemble de réalités constitue le système linguistique propre à chacun alors que les linguistiques habituelles analysent des productions abstraites de multiples observations et modélisations souvent traitées comme des objets en soi. S'inspirant de Hjelmslev qui conçoit la structure linguistique non comme faite de symboles ou d'objets, mais de relations, Sydney Lamb tente d'explorer les relations entre ce réseau relationnel abstrait de la structure linguistique et le réseau de neurones qui incarne la connaissance de cette structure. Je pense que cette conception, qui ne nie pas l'intérêt des linguistiques "analytiques" (De Saussure, Hjemslev, etc.), justifie l'utilisation du langage pour accéder au monde intérieur des patients et à leurs fonctionnements les plus personnels. *« De plus l'interaction sociale en général, écrit-il, dépend du système cognitif des gens qui sont en interaction, et ne peut être connue sans la connaissance des ces gens. Par exemple, chaque personne lors d'une conversation maintient un modèle interne des autres personnes présentes et fait des prédictions sur leur façon probable de réagir à ce qui peut être dit ».*

Il faut ajouter que dans une conversation ces mêmes mots et expressions entrent en résonnance avec le système linguistique des interlocuteurs pour former l'illusion de fantasmes partagés. Cette illusion s'ajoute à la charge signifiante et émotionnelle de certaines expressions qui attirent les motions pulsionnelles et les réactions émotionnelles.

Ceci nous amène à noter que l'hypothèse construite par Sydney Lamb reste, comme il le dit lui-même, neuro-cognitiviste, car

[15] site : SYNDEY LAMB, Langbrain, Université Rice, Houston, Texas, USA, renvoi par « *Le Cerveau à tous les niveaux* »

son hypothèse ne parle que d'apprentissage, de modèle et de prédiction, elle ne mentionne pas la charge émotionnelle liée à chaque mot dans son contexte grammatical interne et ses connotations émotionnelles et sensorielles propre à chaque personne. Les mots ne sont pas la couche superficielle de l'activité psychique ni l'activité la plus élaborée du cerveau humain, ils émergent du système : perception – émotion – représentation – comportement. Ce qui correspond à l'importance des connexions entre l'amygdale et les réseaux qui lui sont connectés par les circuits des fibres nerveuses du complexe langagier à la jonction des quatre lobes autour de la scissure de Sylvius et les réseaux distribués qui s'y rattachent. Danon-Boileau[16] écrit dans son rapport au Congrès des psychanalystes de langue Française sur la *Force du langage* : *« Comme s'il fallait que le sujet puisse présumer d'un savoir partagé avec son interlocuteur, d'une communauté. Le processus de langage ne peut se constituer comme partage que si les émotions se transforment en affect éprouvé avec lui, pour que la décharge émotionnelle puisse être travaillée et trouve le contour d'un affect communicable... Faute de cette anticipation, la parole reste enfermée dans l'émotion. » (op.cit. p. 48).*

Par ailleurs, Mauro Mancia[17] dans sa conférence à la *Société Psychanalytique de Paris* insiste sur le rôle de l'intonation qui transmet surtout l'affect que véhicule la parole. Elle est en quelque sorte une mimique sonore et peut faire appel aux neurones miroir qui nous permettent de prendre en nous les gestes de notre vis à vis et de les reproduire en pensées. *« Dans la rencontre analytique, où la parole acquiert une importance déterminante, la voix constitue le moyen par lequel les paroles créent les sons et véhiculent les affects. Dans cette mesure la voix est une « expérience » de soi qui se réalise dans l'acte de parler, mais est en même temps une "expression" du Ça en*

---

[16] DANON-BOILEAU L., 2006. "La force du langage", in : *Bulletin de la SPP* nov-déc.2006, p. 19-100

[17] MANCIA M., 2007. "La mémoire implicite et l'inconscient non refoulé : leur rôle dans le processus thérapeutique", *Revue Française de Psychanalyse*, Tome LXXII, n°2.

relation avec l'autre. Elle constitue un « courant de transfert » qui rappelle une dimension sensorielle associée à la voix maternelle (Godfrind, 1993). » (op.cit. p.377)
Ainsi, il est fondé d'écouter quelqu'un parler en notant les particularités de son récit, intonations, défauts grammaticaux, investissements inhabituels de certains mots ou expressions, bref tout ce qui constitue des écarts à la normale et à la structure linguistique cérébrale propre à son analyste. Ces particularités sont en effet reliées à tous les sous-systèmes de son cerveau et chargées de toutes les associations cognitives et émotionnelles conscientes et non conscientes qu'il a engrammées et qui forment son système linguistique personnel.

Dans les rêves on peut constater que des processus sont représentés par des actions imagées et chargées d'émotions souvent déplacées dont l'organisation préverbale a été explorée par Freud. "Regarder de haut son interlocuteur" devient "être sur le toit d'un immeuble et plonger sa vue vers ce petit être insignifiant". On passe ainsi du mouvement, du processus, à l'image onirique puis aux mots du récit, tout ceci permet de construire une figuration. Celle-ci rend possible un partage, une aire transitionnelle qui sera très profitable lors de certaines séances d'analyse et qui préservera la souplesse de la mémoire de travail.

LES FIGURATIONS DE L'INCONSCIENT

Je vais essayer, maintenant, de préciser les représentations du non-conscient et les figurations que s'en font les neuropsychologues et leurs différences par rapport à celles des psychanalystes.

Il est frappant de constater que les neuropsychologues (cf. Damasio, le site canadien, etc.) utilisent le mot "inconscient" à propos de telle ou telle procédure, il s'agit alors d'une qualité : le fait de n'être pas conscient. Ce qualificatif s'applique à tous les réglages qui touchent à l'homéostasie, mais aussi aux fonctionnements de la mémoire, aux émotions, à certains apprentissages ou à la reconnaissance de personnes familières. Ce qualificatif signifie que toutes ces procédures se passent le plus souvent de la conscience pour se constituer et se dérouler.

L'inconscient dynamique dont s'occupe la psychanalyse, est, lui, exprimé comme le fruit du refoulement (primaire et secondaire) dans la première topique ; dans la seconde topique, il est conçu comme un adjectif qualificatif. En tant que qualificatif le terme inconscient caractérise ce qui ne peut venir à notre attention de ce qui se passe en nous-mêmes. Selon la seconde topique le Moi, le Surmoi et le Ça ont une grande partie de leur activité qui est inconsciente. Freud souligne ce fait que l'inconscient ne peut se limiter à désigner un lieu où se cumulent les éléments dont la poussée vers la conscience est contrecarrée par la censure et le refoulement.

Le non-conscient des neuropsychologues : précisions

Damasio s'exprime ainsi : *« On sait depuis longtemps que l'esprit humain est sous l'influence de facteurs mystérieux, désignés dans l'Antiquité par la figure des dieux ou du destin (Freud n'hésitera pas à utiliser ce dernier mot). Ces puissances d'abord conçues comme lointaines furent resituées au début du vingtième siècle dans les profondeurs souterraines de notre esprit... La psychologie sociale a ainsi fortement contribué à montrer l'importance des influences non conscientes sur l'esprit et le comportement humain... ».*[18]

Les neuropsychologues décrivent des procédures n'ayant pas besoin de la conscience pour se mettre en place, se mémoriser et se réactiver : la plupart des conditionnements, mais aussi des perceptions, des émotions, ainsi que des souffrances et même

[18] DAMASIO A., 1999. *Le sentiment même de soi.* Paris, Odile Jacob *et* DAMASIO A., 2010. *L'Autre moi même,* Paris, Odile Jacob. pp. 69-72

des décisions en font partie. Ils utilisent indifféremment l'adjectif inconscient ou la formule "non conscient".

La neuropsychologie a montré que beaucoup de connaissances acquises par conditionnement et apprentissage restent ainsi hors du champ de la conscience et ne sont exprimées qu'indirectement. Les malades, par exemple, qui ne sont plus en mesure de reconnaître consciemment les visages après une lésion ou une détérioration de certains noyaux du cerveau, repèrent quand même les visages familiers de façon non consciente et se comportent en conséquence. Notre cerveau enregistre et traite les perceptions subliminales et nous réagissons sous leur influence sans nous en rendre compte (perception subliminale signifie perception d'un objet à la limite de sa reconnaissance par le sujet en raison de l'éloignement, de la brièveté de l'éclairement ou du son, de son mélange physique avec d'autres objets, etc.).

Le terme de "non-conscient" n'est pas un nom de lieu, mais le qualificatif de ce qui s'active selon ses propres montages sans l'utilisation habituelle de la conscience, en général pour assurer la survie de l'organisme par l'accomplissement automatique de taches vitales, ce que ne permet pas le passage trop long et trop complexe par la réflexion. Il qualifie l'ensemble des procédures élaborées en réponse à des perceptions internes de modifications du corps, elles-mêmes étant provoquées par des signaux enregistrés par nos organes des sens, y compris la musculature. Notre organisme perçoit l'attrait, le danger, voire l'état émotionnel d'une autre personne avant même que la conscience puisse se mettre en route : il répond sans distance à la perception de caractéristiques, (une partie pour le tout) par la mise en jeu de procédures automatiques. Nous sommes dans le domaine de ce que l'on appelle "la mémoire procédurale" qui enregistre les liens entre ces perceptions et ces réponses ainsi que les successions d'opérations à accomplir pour passer de ces perceptions à ces réponses (procédures). L'expérience ultérieure a plus ou moins renforcé ces liens. La plupart des réactions en circuit court et bien des montages nés d'un apprentissage plus complexe en font partie, elles ne sont pas forcément

stéréotypées, souvent elles sont même plus adaptées et plus efficaces que si elles devaient relever d'un plan élaboré à chaque fois.
Je rappellerai que les neuropsychologues ont découvert que chaque sujet utilise les mêmes sous-systèmes cérébraux pour engager un comportement, l'imaginer seulement et le reconnaître chez autrui.
Une peur panique peut être provoquée par une source totalement imaginaire et non consciente, en particulier par la rencontre entre un stimulus émotionnel venu de l'extérieur et l'empreinte ou l'engramme des traumatismes précoces. L'adjectif non-conscient convient à ce qui a pu être gardé quasiment intact des expériences très précoces du bébé voire du fœtus. Celles-ci n'ont pas donné lieu, du fait même de sa prématurité, à des figurations ou visualisations, encore moins à des verbalisations susceptibles d'engendrer des souvenirs : ce sont des traces synaptiques organisées en réseaux ou engrammes et conservées dans ce que les neuropsychologues appellent aussi "la mémoire implicite" pour la différencier de la mémoire explicite ou déclarative qui peut devenir consciente.

Les divers cognitivismes (comme partout, il y a plusieurs écoles) considèrent que les émotions ne sont qu'une forme de connaissance, de cognition comme ils préfèrent dire ; à ce titre elles peuvent être étudiées avec les mêmes instruments que les autres formes de représentations : mêmes types de tests et simulations par ordinateur.
En fait, les perceptions d'un objet et l'évaluation de sa signification (dangereux, ami, bon, mauvais, etc.) relèvent de systèmes cérébraux séparés. Lorsque certaines régions du cerveau sont endommagées, le sujet perd la capacité d'apprécier la signification émotionnelle de certains stimuli sans perdre la capacité de percevoir les objets qui les provoquent. Plus ordinairement la signification émotionnelle d'un stimulus peut être reconnue par le cerveau avant que le système perceptif ait achevé son travail. Le cerveau peut déterminer si une chose est bonne ou mauvaise avant de savoir exactement de quoi il s'agit. En effet la signification émotionnelle des stimuli est enregistrée par d'autres processus et en d'autres endroits que ceux qui

enregistrent les souvenirs cognitifs de ces mêmes stimuli. Ce décalage rend possible des erreurs comme les fausses reconnaissances qui entrainent des réactions inappropriées.

L'écoute psychanalytique a intérêt à tenir compte de ces découvertes

Lorsque le psychanalyste parvient, par exemple, à souligner la répétition de la crise de panique en dévoilant la similitude et l'ambiguïté des associations utilisées par le patient dans le récit de diverses "réalités actuelles" de sa vie en relation avec la situation transférentielle, celui-ci peut prendre conscience de l'impact de perceptions anciennes qui se dissimulent dans ces ambiguïtés actuelles. Nombre de perceptions, en effet, demeurent subliminales soit parce que leur intensité est trop faible pour franchir le seuil de la conscience, soit parce qu'elles sont masquées dans la polysémie du langage, de son intonation, des associations par métonymie au sein d'un contexte hétérogène ; elles demeurent indiscernables, mais elles sont bien enregistrées par le cerveau. L'analyse du transfert, faite aussi bien par le patient que par l'analyste, peut, à cause de cette étrangeté, attirer l'attention sur cette influence. Elle permet ainsi à l'analysant, malgré l'inaccessibilité du souvenir, de reconnaître l'anachronisme de ce qu'il ressent. Il s'agit ici d'attirer l'attention portée au signal déclencheur systématique, passé jusqu'ici inaperçu, d'une réaction émotionnelle inadéquate. Le patient peut, dans ce contexte, passer du simple souvenir d'une situation (« mais cela je le savais ! ») à un souvenir émotionnel. À partir du souvenir désaffecté de telle scène revue comme ayant provoqué autrefois une émotion intense, il pourra accéder à cette émotion réactualisée qui le remue fortement dans le contexte décalé de la séance et se rendre compte qu'il réagit avec la même intensité dans des relations analogues.

Les processus de défense "inconscients dynamiques" que nous rencontrons en séance d'analyse et que nous décrivons comme refoulement, clivage, évitement, isolation, projection, incorporation ont pour effet d'avoir rendu des souvenirs inaccessibles. Ces processus utilisent des forces en conflit dont l'objectif est l'accomplissement du désir en dépit des peurs et des angoisses ainsi que des stratégies pour apaiser ces tensions et permettre au sujet de rétablir un sentiment de cohérence plus ou moins réel.

Cependant la distinction de ces deux faces du fonctionnement mental inconscient est souvent difficile à faire. Les deux disciplines se heurtent à la question du devenir conscient.

Le devenir conscient

Freud, dans *l'Interprétation des rêves*, tente de décrire ce devenir conscient en utilisant la figure d'un organe des sens : *« La conscience, sorte d'organe des sens pour l'appréhension des qualités psychiques, peut, dans la vie éveillée subir deux sortes d'excitations : d'une part et surtout les excitations du système perceptif, de l'autre les excitations du plaisir et du déplaisir qui se révèlent être presque les seules qualités psychiques caractérisant la transformation de l'énergie à l'intérieur de l'appareil ». (op.cit.p.488).*

Quant à la différence entre sensation et représentation il écrit aussi : *« La différence est en effet que, pour la représentation inconsciente, il faut d'abord que soient créés des maillons de liaison pour l'amener au Conscient, alors que ce n'est pas le cas pour les sensations, qui se transmettent directement. En d'autres termes : la différenciation entre Conscient et Préconscient n'a pas de sens pour les sensations, le Préconscient fait ici défaut, les sensations sont soit conscientes soit inconscientes. Même lorsqu'elles sont liées à des représentations de mot, elles ne leur doivent pas leur devenir conscient, mais elles le deviennent directement ».*

Il pressent, dans sa conclusion, la possibilité pour les sensations, de devenir conscientes sans que les représentations le soient ainsi que les conséquences de ce fait sur le comportement et sur le corps (cf. les travaux des psychosomaticiens). Il note les dissociations possibles entre les sensations, d'un côté, les représentations et les mots qui peuvent les désigner, de l'autre.

En 1920 Freud, dans *au-delà du principe de plaisir-déplaisir,*[19] donne une vision plus dynamique en restant dans le cadre de la première topique : *« Si nous appelons ce qui devient conscient en tant que plaisir et déplaisir un autre-chose dans le cours animique, autre quantitativement, qualitativement la question est alors de savoir si un tel autre-chose peut devenir conscient sur les lieux où doit être transmis jusqu'au système Préconscient. L'expérience clinique tranche en faveur de la seconde possibilité. Elle montre que cet autre-chose se comporte comme une motion refoulée. Il peut déployer des forces pulsantes sans que le moi remarque la contrainte. Ce n'est que la résistance contre la contrainte, la suspension de la réaction d'éconduction qui rend aussitôt cet autre-chose conscient en tant que déplaisir. »*

Dans la première phrase de cette citation, Freud mélange les trois points de vue topique, dynamique, économique. Il souligne que, pour lui, à ce moment clé de sa réflexion (l'élaboration de la deuxième topique), c'est l'affect sur une échelle qui va du plaisir au déplaisir qui détermine la prise de conscience. Ce qui devient conscient est le résultat de la suspension de la lutte contre la contrainte qu'exerce cette sorte de pulsion sur le moi…

La distinction entre le conscient et l'inconscient freudiens résulte donc, dans la seconde topique, d'une lutte, d'un conflit, entre une poussée contraignante et le plaisir du moi, en particulier le plaisir d'être maître chez lui ! C'est en premier lieu le déplaisir qui éveille la conscience puis, éventuellement, dans la mesure où le Moi accepte sa défaite, il ressent consciemment un vrai plaisir. En tant que qualificatif le terme

---

[19] FREUD S., 1920. "Au delà du principe de plaisir". *Œuvres Complètes (OC)* T. XV p. 288 et suivantes

inconscient caractérise ce qui ne peut venir à notre attention de ce qui se passe en nous-mêmes directement ; le conflit serait une condition nécessaire au devenir conscient.

Réorganiser les topiques freudiennes ?

Selon la seconde topique, le Moi, le Surmoi et le Ça ont une grande partie de leur activité qui est inconsciente. Freud souligne ce fait que le terme d'inconscient ne peut se limiter à désigner un lieu où se cumulent les éléments dont la poussée vers la conscience est contrecarrée par la censure et le refoulement. Il peut arriver qu'un analysant n'accepte pas une interprétation parce que l'analyste n'a pas su dégager, par des rapprochements inattendus, entre des associations dispersées dans le temps de son discours, un indice pour amorcer un renversement de son attention vers ce qu'il ressent réellement.

Cependant des indices plaisir et déplaisir peuvent aussi régler le déclenchement de processus d'investissement à partir de l'amorce d'affect, "le quantum d'affect" dont parle Freud, et permettre l'éveil de la conscience de ce qui se passe dans le corps. Enfin, certaines personnes éprouvent le besoin de souffrir ou de se faire souffrir dans leur corps pour avoir la conscience d'exister, ce qui n'est pas ou pas encore du masochisme ; en effet il n'y a pas nécessairement un objet sadique en face d'elles !

Le rêve comme processus "bizarre" entre conscient et inconscient

Les processus d'éveil, d'endormissement et les manifestations physiologiques qui varient selon les phases du sommeil ne soulèvent pas de polémiques majeures parmi les neurologues. Le rêve leur pose par contre une énigme, celle précisément du devenir conscient.

L'énigme : le souvenir d'avoir rêvé et de ce dont on a rêvé suppose en effet que la conscience soit éveillée, mais le sommeil abolit la conscience !
Voici deux hypothèses faites par des neuropsychologues, elles sont divergentes, mais s'opposent toutes deux à ceux qui pensent que le rêve n'est que l'expression de l'excitation aléatoire du cerveau.

1) Mark Solms, neuropsychologue et psychanalyste[20], au début des années 90, découvre que des patients, à la suite de lésions de leurs neurones du pont n'ont plus de phases paradoxales au cours de leur sommeil, et cependant ils rêvent. Depuis lors de nombreuses études ont montré que les phases de sommeil lent comportaient aussi des rêves qui sont plus paisibles et mieux organisés que ceux recueillis au réveil d'une phase paradoxale.
Il semble donc, propose Mark Solms, que si le sommeil paradoxal est généré dans les régions les plus ancestrales du tronc cérébral, les rêves pourraient quant à eux naître au niveau cortical. La participation d'aires associatives frontales et occipito-temporo-pariétales régulant la mémoire, les sentiments et la motivation serait établie. Avec la théorie de Solms, les rêves peuvent avoir un sens et une fonction dans le réaménagement de la mémoire et de l'affectivité. Iraient dans ce sens les récentes découvertes (*La Recherche,* juin 2012) sur l'importance des "ripples", ces vagues de décharges électriques pendant la phase I de sommeil lent qui agiraient sur la consolidation des souvenirs.

En 1900, Freud écrivait que le but des rêves était d'exprimer des souhaits primitifs, sexuels et agressifs. De tels souhaits sont enracinés dans les expériences de la première enfance, mais sont trop anxiogènes pour briser la surface interne de la conscience, la censure. Pendant le rêve ces motions pulsionnelles interdites d'accès à la conscience sont déguisées de façon symbolique en des images oniriques bizarres et c'est le

[20] Mark SOLMS est professeur de la Royal London School of Médecine et enseignant à Cap Town. J-P TASSIN est neurobiologiste Directeur de recherche à L'INSERM.

travail du psychanalyste de découvrir leur sens latent et surtout d'apercevoir le travail du rêve entre pensées inconscientes latentes et figurations manifestes. Le processus de condensation dans les rêves est un transfert : les personnages sont dissociés dans leurs divers aspects et fonctions et recomposés selon une ou des caractéristiques "grossièrement" équivalentes lors du processus de figuration onirique puis au cours du rappel et de la traduction en images et enfin en récits conscients au cours de la séance d'analyse.

2) Jean-Pol Tassin déclare, au contraire de Solms, que l'on ne rêverait peut-être pas en dormant, mais en se réveillant ! Le caractère étrange et fragmentaire de nos récits oniriques semble à J-P. Tassin incompatible avec la précédente théorie. Il part du paradoxe que la conscience s'évanouit durant le sommeil alors que le rêve ne peut exister que si nous en prenons conscience. Or durant le sommeil paradoxal, le cerveau est actif, mais son activité ne permettrait ni la conscience, ni le rêve. Un corollaire neurobiologique appuie d'ailleurs cette interprétation : des neurones modulateurs utilisant la noradrénaline et la sérotonine, nécessaires pour que l'information soit maintenue au-delà de quelques millisecondes dans le cerveau, cessent de fonctionner durant le sommeil. Il écrit cela en 2004, les progrès des techniques d'imagerie ayant permis des observations beaucoup plus fines qu'en 1990, date du travail de Solms cité plus haut.

Lors du réveil, ces neurones nécessaires à la conscience se remettent en action et permettraient alors de prendre conscience des images subliminales ainsi que des sensations et des émotions générées durant sommeil. Le rêve pourrait donc se construire en aussi peu de temps que les quelques centièmes de secondes que dure notre réveil et se mettre en mots au moment où nous retrouvons "nos esprits".

L'impression d'avoir rêvé viendrait de ce que même un bon dormeur présente à l'électroencéphalogramme des signes de réveil au moins dix fois par nuit. Durant ces "micro-éveils" de quelques secondes ou fractions de seconde, le cerveau se trouve dans un état identique à l'éveil, mais si peu longtemps que nous nous en souvenons très rarement. Ce serait pendant ces micro-éveils que nous pourrions rêver, c'est-à-dire organiser en récit des images mentales souvent hétéroclites. Le sommeil paradoxal est le stade du sommeil où les éveils spontanés sont les plus fréquents.

Ce modèle fournit donc une explication à l'aspect illogique, impossible ou irréel des scénarios de la majorité de nos rêves. Comme la prise de conscience qui donne naissance au rêve se produit dans un temps très court suivant fréquemment une phase de sommeil paradoxal, les réminiscences seraient trop disparates pour être intégrées en un récit cohérent, et notre cerveau conscient "forcerait" un peu la réalité pour donner un sens à ces images.

Ainsi, pour Jean-Pol Tassin, le rêve correspondrait donc à l'expression consciente, lors de l'éveil, de l'activité cérébrale non consciente du sommeil. Le rêve demeurerait ainsi dépendant du sommeil, car il naîtrait de la réactivation brutale, lors de l'éveil, des neurones à sérotonine et à noradrénaline dont l'activité est indispensable à la conscience.

Si cette hypothèse s'avère exacte, plusieurs observations pourraient s'interpréter autrement. Par exemple, en réveillant un dormeur, on n'interrompt pas un rêve, on lui donne naissance ! De plus, cette conception du rêve permet d'entrevoir une signification possible des rêves pour le sujet. Car si le rêve survient en quelques centaines de millisecondes, la censure qui peut exister à l'état de veille n'apparaît plus. D'où le caractère "bizarre" du rêve, lequel gagne alors à être interprété.

Il ne m'est pas possible d'apprécier laquelle des deux hypothèses se rapproche le plus de la "vérité". Chacune m'inspire quelques réflexions.

• La première met en relief l'importance du système "ancestral" comportant la mise en route des phases paradoxales par le tronc cérébral qui rassemble les afférences sensorielles et se connecte avec les noyaux limbiques et les aires associatives qui lui sont proches (visuelles, auditives, olfactives). Toutes ces régions sont fortement impliquées dans les émotions et la motivation alors que les zones du cortex préfrontal impliquées dans la mémoire de travail, l'attention, le raisonnement logique et le contrôle de soi sont inactives. La force pulsionnelle serait donc active et désinhibée, l'absence de critique de soi favoriserait la levée de la censure.

• La seconde : « *on n'interrompt pas un rêve, on lui donne naissance* » écrit Jean-Pol Tassin. Est-ce le rêve ou sa mise en mots qui naîtrait ainsi ? De fait, chercheurs et cliniciens des deux disciplines n'ont affaire qu'à des récits parlés ou à des gestes prescrits (dans les expériences de laboratoire). Il est remarquable que pour le sommeil lent il suffit de demander au dormeur en le réveillant : « à quoi pensez-vous » au lieu de « avez-vous rêvé ? » pour obtenir 74 % de récits de rêves au lieu de 14 %. Cela fait penser au système Préconscient-Conscient qui, selon Freud, relie les représentations de choses aux représentations de mots.

Dans cette hypothèse les choses seraient les images mentales et leur montage en associations sensorielles et représentations d'action ; le processus de réveil comporterait, grâce à l'activation des différentes aires du langage, une attraction par les mots et les expressions verbales de cette construction préverbale (Freud (1900). La même année, dans *L'interprétation des rêves*, Freud discute la thèse d'un certain Goblot qui, déjà, soutenait que "le rêve ne dure que pendant la période de transition entre le sommeil et le réveil" ! Il la juge "séduisante" et ajoute cette phrase rarement citée page 498 : "… ce que nous savons du travail du rêve ne nous permet pas d'admettre que le seul moment du réveil y suffise. Il nous paraît au contraire, vraisemblable que la première étape du travail du rêve commence le jour, sous le contrôle du préconscient."

On pourrait, si on relie les deux hypothèses que je ne pense pas forcément contradictoires, imaginer que nos interprétations psychanalytiques consisteraient à relier le récit conscient fruit de l'éveil, aux représentations et affects non verbalisés la veille, les restes diurnes, et ensuite à ceux peut-être non verbalisables de la mémoire implicite. Ces derniers ont été, en effet, enregistrés et traités lorsque la conscience de soi liée au clivage intérieur/extérieur ne s'établissait que très progressivement. Le seuil correspondant, conscient/non conscient, moi/non-moi, ne se situait pas de façon ferme et stable. Une masse de perceptions atteignait alors l'infans de façon subliminale (c'est à dire juste en dessous de ce seuil). La censure dont parlent les neuropsychologues et les psychanalystes cités plus haut étant un seuil qui s'abaisse lors du rêve et pendant le processus de réveil, il permettrait l'émergence de quelques indices de cet univers en quelque sorte "ancestral" et préverbal. À partir de ces indices se ferait la construction d'un récit verbalisant les figurations oniriques.

Rêve et langage

Ce passage de *L'Interprétation des rêves* annonce dès 1900 le rôle des signes du langage pour attirer la conscience. Freud se place ici dans une perspective individuelle et collective évolutionniste qui fait allusion à son élaboration antérieure d'une "psychologie scientifique" dans *l'Esquisse*[21] : *« Les processus des systèmes psy, y compris ceux du préconscient, manquent de qualité psychique, c'est pourquoi ils ne peuvent apparaître comme un objet à la conscience que dans la mesure où ils offrent à sa perception du plaisir ou du déplaisir. Il faudra nous résoudre à admettre que ces déclenchements de plaisir ou de déplaisir règlent automatiquement la marche des processus d'investissement. Mais ensuite, pour obtenir des activités plus délicates, il a été nécessaire de rendre la marche des représentations plus indépendante des signes du déplaisir. Il fallait pour cela que le système préconscient eût des qualités propres qui puissent attirer la conscience ; il les acquit très probablement en rattachant ces processus au système de*

[21] FREUD S., 1895. *Esquisse pour une psychologie scientifique.* Paris, PUF, 1956.

souvenirs des signes du langage qui était, lui, pourvu de qualités. Grâce aux qualités de ce système, la conscience, qui n'avait été jusque là que l'organe du sens des perceptions, devint aussi l'organe du sens d'une partie de nos processus de pensée. Elle avait dès lors en quelque sorte deux surfaces sensorielles, l'une tournée vers la perception, l'autre vers les processus de pensée préconscients ». (cf. *Naissance de la psychanalyse*. Paris, PUF. 1956 p.343 et suivantes.)

Le réveil peut être conçu comme un processus de réinvestissement du monde extérieur en même temps que des perceptions qui viennent de l'intérieur du corps. Les anglophones peuvent jouer sur deux mots : "awareness" : éveil, prise en compte, et "conscience", conscience de soi. Ces deux aspects de l'activité consciente sont dissociables et complémentaires.

Le caractère "illogique" des rêves

Des neuropsychologues se fondent sur le caractère illogique du rêve pour en exclure le sens et rejeter les hypothèses de leurs collègues cités plus haut. Ils ignorent totalement le travail du rêve qui pour les psychanalystes est encore plus important que les "pensées" inconscientes qui l'animent.

L'aspect bizarre et incohérent des rêves racontés après un réveil provoqué par l'expérimentateur ne serait dû qu'à l'excès d'excitation qui caractérise la phase paradoxale du sommeil. Pour les psychanalystes ces incohérences et bizarreries sont très remarquables en ce qu'elles permettent de saisir les processus défensifs qui, justement, gouvernent en partie les efforts de contenance de soi et d'adaptation du moi aux sollicitations du surmoi personnel et social donc aussi à celles supposées de l'analyste. Ici encore, le processus de déplacement de la charge affective d'une image onirique sur une autre ou sur un rébus, et de l'indice qu'elle constitue ainsi faussement, ne trouve pas de soubassement ni de correspondant dans les textes des neuropsychologues que j'ai lus, bien qu'ils aient découvert les conditionnements et les transferts d'apprentissages.

La mémoire de travail est nécessaire au fonctionnement de la conscience

Toute répétition est mémoire, elle est déclenchée par la perception, souvent inconsciente, des caractéristiques d'une situation originaire amalgamée avec des représentations, des pensées et des contextes récents.

La mémoire de travail enregistre des perceptions au fil du temps, les intègre et les combine avec de l'information concernant l'expérience passée, pour maintenir quelques instants une pensée, une bribe de conversation ou une expérience émotionnelle actuelles. De même le rappel de quelque information de la mémoire explicite que ce soit requiert son activité. Ceci fait écho au passage du préconscient au conscient comme Erik Kandel le note dans son article de *l'Évolution Psychiatrique* de 2002 (p. 64).

De plus la mémoire de travail apparaît « comme un ensemble de capacités de mémoires temporaires qui opèrent en parallèle. Une forme de mémoire de travail, la boucle phonologique, traite le langage et stocke les mots prononcés et les sons signifiants. Ce système permet, par exemple, de maintenir à l'esprit un numéro de téléphone tout en se préparant à le composer, et de maintenir à l'esprit les mots tout en parlant ou en comprenant une phrase quelconque. Une autre forme de mémoire de travail, le calepin visuo-spatial, stocke des images visuelles comme des visages et des dispositions spatiales. Ces deux formes sont considérées comme des systèmes qui maintiennent l'information pour une utilisation temporaire

L'hypothèse émise par Joseph LeDoux (*The emotional brain*, 1998, p.280) selon laquelle la mémoire de travail serait le processus nécessaire à la conscience m'est apparue compléter la description de “ce système de systèmes”. LeDoux lui attribue la fonction “symbolisante”. À propos des émotions inconscientes pouvant devenir conscientes, il mentionne les processus “sous-symboliques” impliqués dans la formation des émotions et des pensées, processus utilisant de multiples régions cérébrales. La mémoire de travail fait tenir ensemble (sym-bolisation) les données de ces processus. Elle serait ce qui rassemble ces données pendant un temps suffisant (c’est à dire, au niveau des neurones, un peu plus de quelques secondes) pour lier ces représentations et ces émotions avec l’expérience actuellement vécue, ce qui constituerait la prise de conscience.

L’activité du cortex préfrontal est une des composantes majeures de ce “système de systèmes” qui a comme fonction essentielle le maintien à court terme de l’information dans la conscience. Le cerveau humain n’est donc jamais réellement au repos, il est constitué de réseaux fonctionnels distincts qui agissent en alternance ou de manière synchronisée. Même lors qu’il semble “inactif”, en fait le cerveau fonctionne en interne, d’une façon différente : on appelle cette activité « le mode par défaut », il resterait toujours un peu actif et correspondrait à des processus continus nécessaires au maintien d’une certaine cohérence du Soi.

LES TROIS POINTS DE VUE PLUS UN QUATRIÈME

Si Freud est cité par les neuropsychologues comme un précurseur, il est utile de considérer en quoi il reste actuel en précisant un peu plus la distinction entre l’inconscient qu’il a mis à jour et le non-conscient exploré par eux. Je reprendrai pour cela les trois points de vue qui caractérisent le fonctionnement de l’appareil psychique selon Freud.

Point de vue topique : Dans *Le Moi et le Ça* (1923) il précise la seconde représentation topique de l’appareil psychique en affirmant que le terme d’inconscient ne désigne plus un lieu : il se change en une qualité multivoque. *« La* *perspective dynamique (celle de l'opposition entre le moi cohérent et le refoulé séparé de lui par clivage) nous avait apporté un premier correctif (à la conception de la névrose comme produite par le conflit entre conscient et inconscient) ; l'intelligence quant à la structure (Ça-Moi-Surmoi) nous apporte le second. Nous reconnaissons que l'inconscient ne coïncide pas avec le refoulé ; il reste exact que tout refoulé est inconscient, mais que tout inconscient n'est pas pour autant refoulé. »* (*op.cit.*, OC. XVI, p. 262).

En parlant de perspective dynamique, Freud pensait surtout au Moi luttant pour garder sa cohérence et son bien-être face aux forces pulsionnelles dérangeantes du Ça, aux exigences du Surmoi lui rappelant son idéal et à la réalité extérieure lui imposant ses contraintes, chaque instance disposant de processus inconscients. Il déclare un peu plus loin que : « la distinction en termes de lieu entre inconscient, préconscient et conscient est insuffisante pour fournir une base de compréhension et de traitement des névroses. Mais aussi, toujours dans cet ouvrage, il souligne que la formation du Moi est étayée sur le développement du cerveau comme les pulsions du Ça le sont sur les processus biologiques ».

Dans la mesure du possible, il est utile de distinguer le non-conscient comme état et qualité de beaucoup de perceptions et de réponses (pas seulement automatiques ou innées) comme en parlent les neuroscientifiques, d'une part, et de l'autre, la qualité inconsciente des processus divers qui entrent en jeu dans la vie psychique. Il s'agit des relations dynamiques entre les instances de la personnalité.

Le fait que la perception consciente ne soit pas toujours nécessaire pour repérer un objet dans l'espace et se faire une représentation de ce qu'il veut et ressent est une découverte des neurosciences qui peut nous intéresser en face de certaines dénégations de nos patients qui ne sont pas toujours des mensonges ni des refoulements : simplement des processus qui ne sont pas conscients par eux-mêmes.

Point de vue économique : Si le point de vue topique (organisation dans l'espace, localisation) tant du point de vue neurologique que du point de vue psychanalytique doit être très nuancé, et relève surtout de certaines qualités de telle ou telle procédure et de tel ou tel système de défense, le point de vue quantitatif demeure d'une grande importance dans les deux points de vue psychanalytique et neurologique.

Le point de vue des quantités si important pour Freud, comme le soulignent les psychosomaticiens, trouve un écho lorsque l'on pense au fonctionnement des synapses qui se renforcent et se multiplient par l'accroissement du nombre de potentiels d'action qu'elles reçoivent. Elles les transmettent selon des modulations temporelles où chaque décalage d'une ou plusieurs millisecondes conditionne la teneur du message transmis par les réactions chimiques plus ou moins nombreuses et diversifiées qu'ils engendrent, les sécrétions hormonales qui les modulent (les différences de concentration d'un même produit chimique dans le liquide céphalorachidien par exemple) peuvent en faire varier l'action du tout au tout. Le changement des quantités entraîne des modifications qualitatives en particulier pour les différentes mémoires.

Selon l'expérience psychanalytique, la force d'un traumatisme s'apprécie par le rapport entre l'importance de l'excitation interne produite par un choc externe d'une part et la capacité du moi à résister à la possible désorganisation que l'intensité de cette excitation peut entraîner d'autre part. Aucun être humain n'a les mêmes ressources devant les accidents de la vie que ses compagnons d'existence.

Point de vue dynamique : l'originalité de la psychanalyse consiste donc en la prise en compte du dynamisme entre les différentes instances de la personnalité, du jeu des défenses contre les surcroîts d'excitation et les angoisses ainsi que les défenses contre les défenses elles-mêmes à cacher, à combattre, à moduler, à réorganiser…

Cet ensemble de tensions et de conflits ne favorise pas systématiquement la survie, l'adaptation ou le bien-être. Dans la seconde topique, Freud parlera de répression des affects dont la force menace la cohérence du moi. Le refoulement, le déplacement, les condensations peuvent être métaphoriquement décrits comme des formes “de dialogue” entre les aires corticales comme l'écrivent les auteurs du site canadien “*Le Cerveau à tous les niveaux…*”, mais cela ne saurait éclairer l'organisation des “systèmes” de défense dont nous parlons en psychanalyse. Il ne s'agit plus de non-conscience, mais d'un processus de refoulement (au sens étymologique du mot), de refus de prise de conscience de certaines représentations, et de répression des forces menaçant l'équilibre des constructions psychiques.

Nous sommes ici, pourrait-on penser, au niveau de “l'émergence” d'une totalité nouvelle par rapport à l'objet des neurosciences. La psychanalyse découvre un domaine du fonctionnement mental qui a ses forces propres et son organisation spécifique.

Point de vue temporel et historique : de même que nous voyons les étoiles dans le ciel dans un présent apparent avec des influences qui nous arrivent des temps lointains, divers voire premiers, de même nous vivons dans le présent des conflits qui ont lieu entre des affects et des représentations issues de plusieurs strates temporelles. Notre “surface consciente et comportementale” est sous l'influence du passé. Sur ce point il y a une convergence forte entre la psychanalyse et les neurosciences. L'étude des mémoires en neuropsychologie s'est beaucoup développée ces dernières années et l'écoute des traces des expériences très précoces enfouies dans le discours que le patient leur adresse devient une préoccupation de beaucoup de psychanalystes.

Il y a cependant une différence marquée entre les deux disciplines dans leur état actuel. Malgré une lecture attentive du *Manuel de neuropsychologie* [22], très solide et instructif dans sa

[22] EUSTACHE F., FAURE S., 2005. *Manuel de Neuropsychologie*. Paris, Dunod. 3ème édition

démarche et ses explications je n'ai pas trouvé d'attention à l'histoire individuelle : certes on parle beaucoup de la mémoire épisodique, mémoire des épisodes passés et de la mémoire autobiographique dont les souvenirs sont recomposés lors des rappels. On étudie par des tests et des expérimentations les capacités ou les déficits de mémoire de chaque personne surtout de celle qui a une atteinte cérébrale. Ainsi les chercheurs découvrent les réseaux qui s'occupent principalement de tel aspect d'un épisode : caractéristique, objet, concept, contexte, et guident les intervenants dans leur diagnostic et leur programme de rééducation pour tel individu précis.
Certes la plasticité neuronale fait que chaque sujet a un cerveau différent de tout autre quant à ses gènes et à leur contexte épigénétique, et quant à la variété de ses expériences, mais il manque des études précises sur la dialectique et la dynamique entre cette plasticité et la solidité voire la fixité de certains engrammes. La psychanalyse dès ses débuts s'est confrontée à la compulsion de répétition et à la résistance au changement : de ce point de vue les deux disciplines peuvent se compléter, mais pas se remplacer.

Les neuropsychologues ont démontré que les comportements, émotions, traumatismes précoces restaient actifs de façon non-consciente tout au long de la vie à cause des modifications qu'ils ont apportées à l'architecture "de base" du cerveau, au moment où celui-ci ne comportait que relativement peu de connexions et était plus réceptif à la force de certaines émotions. Mais ils ne s'occupent que des manifestations explicites pour eux : celles qui apparaissent au cours des examens avec l'IRMf et les autres appareils d'imagerie cérébrale ou les résultats des tests. Ils ne semblent s'intéresser qu'à l'anamnèse, c'est-à-dire à l'historique conscient des antécédents du trouble, même s'ils précisent toujours que l'environnement du sujet est capital. Ils ne semblent utiliser que de nouveaux apprentissages (les psychothérapies qu'ils conseillent souvent restent proches de ceux-ci) ou des interventions chirurgicales pour modifier les résultats pathologiques de ces premières formations. Pour les psychanalystes l'anamnèse systématique n'a d'intérêt que dans certains cas, habituellement ce qui les intéresse c'est le roman familial reconstruit sans cesse, c'est lui qui génère le transfert. Les patients essaient de capter l'attention de l'analyste en racontant des événements "historiques" qui n'ont d'intérêt que s'ils permettent de révéler les émotions fortes, souvent déplacées sur eux par le refoulement d'autres remémorations. Les psychanalystes tentent de repérer l'organisation des conflits entre les imagos et la place imaginaire que le sujet tente de prendre et de défendre au sein de cet effort pour maîtriser ce roman familial.

DEUXIÈME PARTIE

PROCESSUS et PROCÉDURES

INHIBITION ET REFOULEMENT

Le refoulement pour les neuropsychologues

Pour les neuropsychologues le refoulement est un processus difficile à reconnaître, ils parlent le plus souvent :

a) de l'inhibition de l'activation d'un neurone post synaptique par la libération d'un neurotransmetteur inhibiteur dans la fente synaptique comme le Gaba.

b) de la rétroaction négative produite par une boucle nerveuse sur un axe neuronal activé qui fixe l'établissement d'un réflexe conditionné en empêchant un retour en arrière de l'influx nerveux.

c) de l'inhibition d'un comportement provoquée, par exemple, par le système inhibiteur de l'action (SIA) lorsque l'on est dans l'incapacité, devant un danger, de combattre ou de fuir.

Le refoulement pour les psychanalystes

Pour les psychanalystes le refoulement sert à masquer la représentation désagréable d'une motion pulsionnelle par le déplacement et les transferts d'investissement

Pour Freud, dans *Inhibition, symptôme et angoisse* (O.C. XVI1, 1925) :

a) « *L'inhibition est l'expression d'une restriction fonctionnelle du moi qui peut elle-même avoir des causes diverses* ». *(op.cit. p. 207)*

b) Notons qu'en anglais refoulement se dit "repression" (glossaire de la Fédération européenne de psychanalyse) : « suppress a thought, feeling or desire in oneself so that it remains or becomes unconscious » ; en français nous distinguons le refoulement de la "répression", terme que nous gardons en général pour les émotions et les affects alors que les représentants des motions pulsionnelles sont, eux, "refoulés". Ce processus consiste habituellement à masquer ces représentants par le déplacement sur une autre représentation et par un transfert d'investissement sur elle.

Freud insiste sur la nécessité de former l'hypothèse du refoulement primaire ou originaire dont l'effet principal est d'attirer grâce à ses contenus déjà inconscients, les représentations refoulées par une instance supérieure (la censure ou la défense inconsciente du moi ou le surmoi).

Les neurologues insistent beaucoup dans l'étude biologique de la mémoire sur l'amorçage que permet la présence demeurée virtuelle des formations d'affect, mais celles-ci ne sont pas clairement l'objet d'une inhibition alors que pour Freud c'est la répression qui réduit l'affect à l'état de simple possibilité d'amorce.

Je partage l'opinion de Mauro Mancia[23] selon laquelle l'inconscient de la mémoire implicite rendrait mieux compte de cette *attraction vers le bas* et de la nature spécifique des contenus des souvenirs non verbalisables, mais très actifs, de leur imprégnation primitive et des conditionnements qu'elle a formés. L'affect inconscient, au contraire, participe à l'amorçage du processus de retour du refoulé lors de la formation et de la réactivation des liens entre les pulsions et leurs représentants.

On peut penser qu'entre les procédures non-conscientes et les processus dynamiques il y a un rapport d'étayage : les

[23] MAURO M., 2005. "La mémoire implicite et l'inconscient non refoulé". *Revue Française de Psychanalyse,* T.LXIX Paris, PUF

premières seraient à la fois innées (comme certains réflexes ancestraux de défense et de protection, selon la phylogénèse que Freud invoque parfois) et modifiées par l'environnement originaire et procureraient leurs "préformes" aux processus pulsionnels ainsi qu'aux défenses qui tendent à les encadrer. Cet étayage serait "l'attracteur" nommé par Freud "refoulement originaire".

Les cognitivistes "purs" ne reconnaissent pas l'existence d'affects non conscients différents des représentations non conscientes. Leur préoccupation est l'objectivité des réponses des sujets qui leur apparaissent biaisées par l'affectivité propre à chacun ; les résultats doivent être généralisables et reproductibles à l'identique alors que notre compulsion de répétition, si tenace soit-elle, contient toujours une altération du pattern original.

Freud caractérise la pulsion comme ayant un But, une Source, un Objet et une Force. Son but véritable est d'entraîner le sujet vers la mise en œuvre des moyens d'arriver à sa fin, celle-ci est le principal déclencheur de la motion pulsionnelle lorsque le Moi accueille et fait sien le désir nourri par le ÇA. Mais le chemin que prend la pulsion pour atteindre la satisfaction de ce désir, en tant qu'activité proprement psychique, n'est pas linéaire. Il comporte des déplacements, des camouflages, de mauvaises rencontres, des croisées tragiques comme celle au cours de laquelle Œdipe tue son père sans le savoir, sans savoir qu'il était attiré par cette rencontre comme par un refoulement originaire qu'il portait en lui depuis sa naissance et son adoption par le roi de Corinthe juste à temps pour survivre à la mort à laquelle ce père le vouait. Pulsion de destruction, très violente, qui doit prendre sa source dans la pulsion de mort de son père biologique qu'il aurait ressentie dans ses bras qui le portaient. Laïos, ce père qui avait eu des problèmes graves avec son propre père, problèmes qu'ŒDIPE percevait, peut être, de façon inconsciente.

À ce carrefour, au hasard des chemins, la motion pulsionnelle a découvert son but, non su, mais poussant à l'acte amorcé par la

reconnaissance inconsciente d'une caractéristique de l'objet attracteur, enregistrée dans sa mémoire implicite formée pendant sa prime enfance. Les neuropsychologues ont démontré que notre appareil mental reconnaît la présence et même les sentiments d'une personne qui lui fait brusquement face sans avoir besoin d'une intervention de la conscience. Ce type de reconnaissance étant liée à des expériences préverbales très précoces, agit comme un signal d'alarme, un déclencheur de la procédure d'attaque.
Je ne conçois pas la pulsion simplement comme le besoin de décharger une excitation trop importante qui menace la maîtrise du Moi sur l'organisme, mais bien plutôt comme un éveil cherchant un surcroît d'excitation. L'excitation initiale de la pulsion est l'intensification d'un manque bien sûr, mais spécialement d'un manque d'excitation. Les anglo-saxons utilisent sans cesse le mot "exciting" pour parler d'une situation qui les attire et leur promet un moment de vie intense.

Précisions au sujet de la motion pulsionnelle

Motion pulsionnelle : *« l'énergie qui remplit l'appareil psychique est issue de motions pulsionnelles »,* affirme Freud, certes, mais d'où sont issues ces motions ? Elles sont congénitales dit-il. Elles dépendent des gènes, de ce qu'ils engendrent au départ et de ce qui rejaillit sur eux en retour, et de leurs environnements (pluriel) au sein même de la macromolécule d'ADN, selon la biologie et l'épigénétique comme l'a montré si magistralement Madame Heard dans ses cours au Collège de France, lors de sa leçon inaugurale en 2012 et dans ses cours des années suivantes.

L'énergie que consomme notre organisme vient du Big-bang cette fantastique explosion originaire (si hypothétique que soit cette représentation elle est actuellement utilisée par nombre de chercheurs pour rendre compte de la source de l'énergie). L'équation découverte par Einstein, $e = mc^2$ (énergie = masse x c^2) commande toutes les transformations fondamentales ; "c" est une poussée "constante" (c = la constante qui vaut la vitesse de la lumière). Elle nous est transmise à notre conception et doit être entretenue à partir de notre environnement. Les apports extérieurs sont recherchés par les instincts que les pulsions ouvrent sur le psychisme et sur le monde extérieur diversifié. Dès que les ressources s'épuisent, il faut renouveler la masse pour la transformer en énergie organique : l'ATP (adénosine triphosphate). Ainsi naissent la faim, le besoin d'air, le désir de retrouver son partenaire sexuel, etc. le fameux "manque".

Le mot instinct est utilisé par les neuropsychologues en même temps que pulsion. Ils écrivent en général en anglais où cette distinction est moins marquée, certes, mais ils ne distinguent pas clairement ces deux "poussées". Un comportement instinctif répond à une nécessité vitale : chercher de la nourriture, se défendre, se reproduire. La pulsion, selon la conception psychanalytique, transforme l'instinct en le complexifiant. Avec son champ peu spécifié la pulsion oblige l'organisme non seulement à "se bouger", mais aussi à créer de nouvelles stratégies (de type simplexité) comportant des recherches, sollicitant des partenaires donc entraînant des choix qui supposent des orientations, mais aussi l'inhibition de certaines poussées instinctuelles.
Motion, poussée, évoquent le terme de Freud : TRIEB, pulsion : *« L'accent est moins mis sur une finalité précise que sur une orientation générale et souligne le caractère irrépressible de la poussée plutôt que la fixité du but et de l'objet »*[24].

Les psychanalystes anglais traduisent le mot pulsion par "drive" (comme la conduite d'une voiture), mais pour motion pulsionnelle ils emploient "to be driven" qui exprime : être conduit par ou vers, avec la nuance : être entraîné ou même attiré. Au cours de l'embryologie, déjà, les neurones naissants ont leur axone à la fois poussé de l'intérieur de la cellule, mais aussi attiré d'un côté et repoussé de l'autre par les émissions de

---

[24] LAPLANCHE J., PONTALIS J.B., 1967. *Vocabulaire de la psychanalyse*. Paris, PUF.

leurs cibles qui les guident ainsi, mais aussi par les empreintes épigénétiques qui constituent la mémoire cellulaire.
L'objet, dit-on aujourd'hui, est essentiel dans la constitution même de la pulsion. La force d'attraction de l'objet, ou au moins de l'indice de sa présence et la poussée interne au sujet sont intriquées.

-L'inhibition d'une motion pulsionnelle

Les auteurs du site canadien écrivent : *« L'inhibition d'un comportement orienté vers le plaisir ressemble à s'y méprendre à ce que Freud a décrit en terme de conflit entre le "Ça" pulsionnel et le "Surmoi" des interdits socioculturels d'une époque donnée »*.
L'auteur canadien conçoit le conflit comme un comportement "orienté vers le plaisir" (venant du Ça pulsionnel ?) qui se heurte à un interdit issu d'une pression "socioculturelle" assortie d'une punition. Le sujet est pris dans le conflit entre le circuit court quasi automatique de la peur et le détour par l'élaboration d'une stratégie qui mobilise le circuit long et spécialement les capacités de programmation du cortex préfrontal. Il cherche à combattre la société, la fuir ou, si impossible, lui devenir apparemment conforme en respectant, souvent de façon non-consciente, et par les détours de stratégies simplexes, les interdits qu'elle impose : le "surmoi socioculturel".

À la différence de cette perspective neuropsychologique, la découverte de la psychanalyse est que les interdits socioculturels ne font que se greffer sur des conflits internes et précoces. Certes il s'agit bien du ça pulsionnel, mais en ce qu'il met en danger un narcissisme fragile, et s'oppose à la toute-puissance imaginaire du moi infantile et plus tard à l'unification du moi. Le moi ne trouve pas directement du plaisir lorsqu'une motion pulsionnelle se manifeste à lui lors d'une excitation, mais d'abord un sentiment de danger pour sa puissance mise en défaut. Le principe de plaisir, paradoxalement, lui fait inhiber (activement) cette motion afin de se sentir tout puissant en échappant à la passivité vécue comme le danger suprême. La répression a pour fin, mais aussi pour résultat de prévenir ce développement de déplaisir.

Le surmoi n'est pas qu'un interdit culturel, certes il puise dans la "culture" un renforcement, mais il n'est pas qu'une source d'inhibition, il est aussi un régulateur de ce conflit entre les pulsions et l'intégrité du Moi dans son rapport à ses objets internes et externes. Souvent l'inhibition est elle-même la production du moi lui-même qui tente ainsi de se sauvegarder d'un danger intérieur pouvant aboutir à un affrontement avec l'extérieur.

Les objets concrets du Moi peuvent recevoir la projection du surmoi ou d'aspects de celui-ci, ce qui peut aller jusqu'au point de créer un couple entre deux personnes qui se déchirent, mais ne peuvent se disjoindre (hystérique - paranoïaque, par exemple). Le processus projectif peut aboutir, par déplacement, à l'établissement d'une collusion entre le moi et les instances sociales : institutions, collectivités, nations, ces dernières deviennent alors porteuses "d'interdits culturels".

-Inhibition et interdits

Les interdits dérivent surtout des apprentissages d'après les neurosciences, beaucoup d'expériences de laboratoire avec des animaux sont fondées sur le déplacement de l'attrait d'une récompense (nourriture) ou l'aversion d'une punition (choc électrique) sur un stimulus neutre à l'origine (cloche, panneau coloré). Les neuropsychologues mettent en relief ces deux "qualités" des stimuli : récompense/punition ! qui déclenchent des mouvements vers ou contre (attraction, combat (fight) et fuite) : ils parlent au besoin du principe de plaisir-déplaisir. La récompense entraîne le besoin de retrouver l'objet-récompense ; l'objet-punition, vécu comme un danger, entraîne le combat, la fuite ou la paralysie devant lui. Ces deux qualités de l'objet (récompense et punition) sont parfois associées plus ou moins simultanément à un objet neutre sur le mode du réflexe conditionné au déclenchement automatique (et souvent sans le recours à la conscience), sur des indices simples et partiels ce qui met le sujet dans une situation plus ou moins affolante. Les systèmes d'apprentissage par conditionnement opèrent, à leur niveau, des déplacements en particulier dans le domaine des peurs qui "affectent" alors des représentations initialement neutres, devenues ainsi des indices étranges et angoissants.

Je pense qu'il faut tenir compte, dans l'écoute de nos patients, de ces conditionnements fondés sur des déplacements suivis de juxtapositions et amalgames par confusion ou contiguïté qui fabriquent les fantasmes. Il arrive en effet que des motions pulsionnelles opposées soient éveillées l'une par l'autre par un effet de liaison précoce conditionnée, par exemple lorsque l'amour terrorise un sujet parce qu'il est associé à l'emprise ou même à la destructivité de l'objet primaire ; ce qui peut l'amener à inhiber son affectivité parfois de façon très invalidante.

-Inhibition et groupe

L'étude des groupes montre comment les individus partagent leurs fantasmes comme les angoisses que ceux-ci véhiculent. Ils construisent une illusion groupale que chacun utilise à sa façon : le tout est autre chose que la somme des participants, mais il ne permet pas systématiquement à chacun d'être plus ouvert ou vivant, il peut développer en son sein des pressions inhibantes. Celles-ci résultent pour partie des déplacements que chacun fait sur les autres, sur l'illusion groupale et sur le monde environnant le groupe. Il se produit ainsi des régulations plus ou moins efficaces. Lorsque le fonctionnement idéologique prend le pas dans un groupe sur la reconnaissance de l'altérité et de ses modulations, il engendre des conditionnements tenaces qui deviennent source de réactions automatiques en tout ou rien. Certains mots reçoivent alors une charge émotionnelle qu'ils n'ont pas en eux-mêmes ; ils peuvent ainsi agir comme déclencheurs de recherche et d'engouement, d'évitement et de condamnation (conditionnement à la catégorie : “c’est un blanc, un noir, un asiatique et ainsi de suite”… donc, etc.).

-Inhibition des distracteurs

Les motions pulsionnelles poussent le sujet vers des objets représentés. Elles peuvent être détournées et déplacées vers d’autres représentations par le refoulement en cas de conflit avec d’autres motions, mais aussi avec l’idéal du moi, avec le besoin de sauvegarder la cohérence du moi ainsi que les objets auxquels il est attaché et la vie du groupe dont il est membre.

Dans ce contexte l’inhibition peut être un arrêt, un blocage, quelque chose qui immobilise, une “restriction du moi” certes, mais elle peut, à l’inverse, constituer la base de la construction d’un contenant, d’une instauration de limites et de l’exercice d’une maîtrise du moi par rapport aux diverses pressions citées plus haut. Elle peut contribuer à l’équilibre dynamique de la personne.

Notre santé mentale envisagée du point de vue neurobiologique résulte déjà d’un perpétuel réajustement des interactions des cellules nerveuses entre elles (neurones et cellules gliales, celles qui nourrissent, régulent et protègent ceux-ci). Ce réajustement très complexe s’opère grâce à l’excitation des inter-neurones, aux variations du taux des neurotransmetteurs et des hormones dans le milieu glial et spécialement dans les fentes synaptiques. Ces “intervenants” agissent par le jeu des seuils de déclenchement ; ceux-ci sont conditionnés par l’intensité des potentiels d’action que chaque neurone reçoit de ses voisins ou d’une assemblée avec lesquels il forme un système. L’organisme qui fédère les systèmes cérébraux peut être envahi par des excitations qui dépassent les seuils tolérables par lui. La crise d’épilepsie en est un exemple endogène. Des situations environnementales “stressantes” aussi provoquent une désorganisation. Les facteurs d’inhibition peuvent servir à ramener l’excitation vers son optimum d’efficacité.

Dans un article intitulé *Quand l'inconscient révèle sa présence*, Patrick Philipon[25] revient sur l'existence de certains stimuli, visuels, par exemple, qui ne sont pas perçus par nous et cependant des expériences en laboratoire viennent de souligner qu'ils sont porteurs des messages les plus perturbants. Leur impact est manifeste à l'IRMf (f = fonctionnelle) qui montre que le cerveau les détecte et les traite. *« Reste, dit l'auteur de l'article, à étendre ce travail à d'autres sens que la vision, voire à la théorie freudienne de l'inconscient. Pour Axel Cleermans (professeur à l'université libre de Bruxelles) : c'est en tout cas un soutien expérimental de plus à l'existence de signaux inconscients, mais actifs. On peut du reste imaginer que la cure analytique, en rendant conscients certains souvenirs perturbateurs subliminaux permette de les inhiber ».*

L'évitement des automatismes sont les conditions de l'activité de l'intelligence d'après Bernard Lechevalier[26]. Cette inhibition relève du domaine des lobes frontaux dans leurs connexions avec certains noyaux du thalamus et du tronc cérébral. Il s'agit d'éliminer tout ce qui distrait le sujet de sa trajectoire vers son but en perturbant son “attention”. Les lobes frontaux seraient le centre de l'intégration des informations venant de tous les niveaux de façon à concevoir et à mettre en œuvre un plan d'action.

Dans la cure psychanalytique, la position allongée, le calme du cadre, l'association libre et l'attention aux légers distracteurs, de la part de l'analyste puis de l'analysant conduisent effectivement à remarquer des liaisons inaperçues jusque là. Cependant la “méthode” de la psychanalyse va apparemment à contre-courant de ce qu'affirme Lechevalier en mettant au contraire l'attention sur les distracteurs, ces irruptions de pensées et d'émotions sans lien apparent avec le “contexte” du discours et de ce qu'il évoque consciemment : “il me vient une pensée, mais je ne vois pas ce qu'elle vient faire ici”. Ces associations incongrues, comme les “illogismes des rêves”,

[25] *La Recherche*, numéro *405*, février 2007.
[26] LECHEVALIER B., 2003. *Le cerveau de Mozart*, Paris, Odile Jacob.

ouvrent une voie inattendue vers les pensées préconscientes et leur source, proche des conflits entre une motion pulsionnelle, les intérêts du moi et ceux de la relation à l'objet. Les motions détournées nous intéressent bien plus que les trajets directs, ceci dans le processus mis en œuvre dans le site analytique bien sûr, en dehors des séances il s'agit davantage d'obtenir des régulations.

Certains de ces distracteurs révèlent aussi le non-conscient en deçà des conflits organisés et les détecter nous permet à certains moments de rejoindre le patient dans cette zone sous-jacente. Les distracteurs non-conscients contiennent ces "souvenirs perturbateurs" de perceptions et d'émotions qui n'ont pas franchi le seuil de la conscience. Ils se sont liés aux engrammes non évocables en tant que souvenirs figurables et verbalisables, mais si précieux à mettre en évidence avec les patients en tant que sources d'automatismes qui peuvent sous-tendre la mise en œuvre de répétitions jusque-là inanalysables. Certaines "distractions" ou évitements ne sont, en effet, que des réactions immédiates à des caractéristiques de certaines re-présentations projetées sur l'analyste et le cadre analytique. Ces réactions altèrent la pensée et l'observation consciente de la règle fondamentale, mais seule, leur prise en compte peut aider le patient à séparer ce qui avait été uni indûment. Il peut alors modifier sa vision des choses et sa relation affective à l'objet en assouplissant et enrichissant son pare-excitations.

PARE-EXCITATIONS ET NEUROPSYCHOLOGIE

Excitation, coexcitation, attraction, pare-excitations

La coexcitation libidinale ou sexuelle n'est pas une expression utilisée par Freud explicitement bien qu'il parle souvent du mélange et du renforcement mutuel des pulsions et de leur intrication ou de leur conflit. La clinique ainsi que l'expérience de la vie quotidienne, nous montrent que les êtres humains que nous sommes recherchent un surcroît d'excitation pour jouir davantage d'une situation ou bien simplement pour s'éveiller et se mettre en mouvement.

D. Ribas[27], la caractérise ainsi : *« L'excitation indifférenciée peut être considérée comme de la pulsion de vie désintriquée, adhésive (exigeant une satisfaction en tout ou rien et en tout et tout de suite). Elle est liée en interne par la coexcitation libidinale, première intrication pulsionnelle, dont l'unification et la reprise psychique constituera le masochisme originaire. Mais l'excitation de l'enfant est aussi liée, intriquée et contenue par l'investissement maternel intricateur des pulsions de vie et de mort de l'enfant, dans une plurimodalité libidinale érotique, narcissique, et érotique inhibée quant au but (tendresse) ». (op.cit. p.1721)*

Myriam Boubli[28] rapproche le processus de coexcitation de l'auto-stimulation des autistes. À propos d'enfants qu'elle a suivis, Clara et Rocky, elle écrit : *« Dans les deux cas, il est intéressant de voir qu'il est fait appel au rythme, comme dans la majorité des procédés autocalmants et dans l'autosensorialité (plus rarement dans les traces et le démantèlement où on se perd dans l'objet). Les procédés autocalmants sont liés à la pulsionnalité, et recherchent l'emprise. La pulsion de mort y est très présente. Les activités motrices favorisent la coexcitation sexuelle, du masochisme est en jeu. Le procédé autocalmant me semble (...) comparable à une mécanique à deux temps, qui comporte un temps de déliaison, laissant entrevoir l'action des pulsions désintriquées, et un "temps de reliaison". »*

Chez Clara et Rocky décharges motrices et besoin intense de contrôle sont en jeu. Cette recherche du rythme et de maîtrise sur celui-ci me paraît une façon de lutter pour éviter une désorganisation psychique, désorganisation semble-t-il,

---

[27] RIBAS D., 2002. "Chroniques de l'intrication et de la désintrication pulsionnelle. *Revue Française de Psychanalyse*, 2002, vol. n°5 Spécial congrès, pp. 1689-1770.

[28] BOUBLI M., 2002. "Coexcitation et processus", in : *Bulletin du groupe Méditerranéen de la Société Psychanalytique de Paris*, n°10, p.19

nécessaire au saisissement créateur, moment qui s'annonce par des émotions fortes et semble renvoyer à la toute première expérience sensorielle de séparation : la naissance. Marion Milner insiste aussi sur le fait « qu'au moment de l'illumination créatrice, les artistes seraient proches des états de non-limitation, de communion telles que les vivent les très jeunes enfants pour qui le monde extérieur fait intimement partie de leur monde interne ». [29]

Freud écrit dans *Nouvelles conférences d'introduction à la psychanalyse (1932)*, en une formule lapidaire *« La source de la pulsion est un état d'excitation dans le corporel et son but est l'abolition de l'excitation. »*. En 1913, dans *Intérêt de la psychanalyse,* il avait écrit : *« Toutes les excitations intenses produisent en même temps de l'excitation sexuelle ; c'est de ce point que pourrait partir la fixation. »*
Pour en savoir plus sur l'excitation selon Freud, on peut consulter Delrieux[30] sur la douleur source d'excitation sexuelle.

Cette conception complexe du but de la pulsion doit être replacée dans un ensemble beaucoup plus large encore. L'état d'excitation dans le corporel est dû d'un côté à l'éveil d'un besoin, lui-même issu d'un manque, et de l'autre à la force d'attraction que subit le moi de par la présentation de l'objet supposé répondre à ce besoin.

Si Freud insiste sur l'apaisement de la tension, son "abolition" répondant paradoxalement au principe de plaisir-déplaisir, il n'en souligne pas moins dans d'autres textes que le moi rencontre des obstacles à rejoindre son but, le plaisir, autant en lui-même que dans la conquête des objets nécessaires à cette obtention. Il doit renforcer la quantité d'excitation à sa source ainsi que la poussée qui le tire de sa passivité. Il le fait par des adjonctions libidinales, des coexcitations venant aussi bien de

[29] cf. Notamment Marion M., 1955. Le rôle de l'illusion dans la formation du symbole, *Revue Française de Psychanalyse*, N° 5-6, 1979
[30] DELRIEUX S., 2008. *Freud, Index Thématique*, Edition Economia. p. 193-196.

ses perceptions internes, de ses propres représentations que de celles qu'il projette sur ou obtient de l'objet de son désir. Freud parle de "quantum d'affect".
Poussée de la pulsion, attraction de l'objet, il faut encore une régulation du dynamisme de cette coexcitation pour maintenir la cohérence du moi et de ses relations d'objet : le pare-excitations doit s'en charger.

Le pare-excitations protège autant vis-à-vis de l'intensité des conflits intérieurs que de ce qui vient de l'extérieur, grâce au cadre qu'il parvient à imposer. Sa constitution résulte au départ d'une introjection de l'effet calmant de la présence de la fonction maternelle. Les défaillances graves de celle-ci entraînent des comportements autocalmants très répétitifs qui nous semblent spécialement au-delà du principe de plaisir, et qui tendent à pallier l'absence de pare-excitations efficace, et par suite à condamner les auto-érotismes à se boucler sur eux-mêmes en une rétroaction indéfinie freinant la symbolisation.

Depuis son plus jeune âge, le sujet édifie son pare-excitations à partir de l'expérience de *la capacité de rêverie de la mère* (Winnicott), de *la fonction contenante de l'objet* ainsi que de *la fonction alpha* de Bion. *Le cadre de l'analyse*, tel que Bleger le décrit et l'ensemble du *site analytique* constitué par le dispositif de la séance, donnent aux patients un étayage pour l'amélioration du fonctionnement de leur pare-excitations.

François Duparc,[31] souligne le rôle du psychanalyste à ce propos : *« Lorsque tel ou tel mode de relation avec l'environnement et les objets entre en résonance avec un traumatisme ancien, le pare-excitations fait défaut à ce niveau, et l'analyste va être obligé d'aider le patient à contenir l'excitation et à la transformer. Et c'est son cadre même qui va fournir l'étayage de ce pare-excitations sur un élément concret, à la limite de l'acte, mais un acte à fortes potentialités symbolisantes ». (op.cit.p. 85.)*

---

[31] DUPARC F., 2005. L'excitation et sa mise en cadre, *RFP* 2005 -1, p. 85.

Le pare-excitations est au service du maintien de la constance : homéostasie et tension électrochimique de base

« Les boucles de rétroaction de l'action sur le milieu permettent de maintenir le bien-être de l'organisme et ainsi de préserver sa structure. C'est ce que Claude Bernard appelait "le rétablissement de la constance des conditions de vie dans le milieu intérieur", ce que W.Cannon a nommé "l'homéostasie" et ce que Sigmund Freud a désigné par "le principe de plaisir-déplaisir" ». (cf. le site, *Le Cerveau à tous les niveaux.*)
Substrat cérébral possible : Rodolfo Llinas[32] (*Cerveau à tous les niveaux*) fait l'hypothèse que les oscillations de certains neurones thalamiques servent en quelque sorte de rythme de base sur lequel se synchronisent les oscillations corticales des différentes modalités sensorielles pour former une image unifiée de l'environnement. Un peu comme un chef d'orchestre qui donne la mesure à ses musiciens. Une solution originale au problème de liaison ou, selon l'expression anglaise consacrée, du « *binding problem* ».

Au début de sa carrière, Freud parlait du principe de constance dans sa controverse avec Breuer (Etudes sur l'hystérie), mais en réalité il traitait comme une seule tendance le principe d'inertie (réduction des tensions à 0) et le principe d'homéostasie que redéfinit Cannon comme tendance vers une position optimale.

Le principe d'inertie deviendra sous la plume de Freud dans *Au-delà du principe de plaisir* (1920), le principe de nirvana puis la pulsion de mort dans *Le Moi et le Çà* (1921), l'ensemble s'appliquant au processus primaire sous l'angle de la tendance à la réduction totale de l'excitation (un peu comme l'effacement du désir chez les bouddhistes !).

Le principe de constance (homéostasie) serait alors : « Le processus secondaire tel qu'il est repéré dans le système préconscient-conscient, qui suppose une liaison de l'énergie,

[32] LLINAS R., le cerveau.mcgill.ca/flash/i/i_12/i_12.../i.../i_12_cr_con.html

celle-ci étant réglée par une "forme" tendant à maintenir et à rétablir ses limites et son niveau énergétique : le Moi. »[33]. *Vocabulaire de la Psychanalyse*, art. Moi et Principe de constance.

Le principe de constance exprime la constance de la poussée pulsionnelle en équilibre instable avec la constance de la composition du "milieu intérieur" du corps. Tout fonctionne en spirales qui se complexifient sans cesse dans les interactions intérieur/extérieur incluant, dans les théorisations post ou para freudiennes, l'organisme de l'autre et le bain collectif : l'articulation de l'intra subjectif et de l'inter subjectif avec le social. Cette articulation a besoin du pare-excitations pour que la réorganisation nécessaire à chaque changement se produise et contrebalance la peur de la désorganisation. Le moi joue le rôle de pare-excitations au servie du Self, c'est à dire de la capacité à se contenir soi-même, de s'individualiser et d'établir des relations avec les autres.

Pare-excitations et refoulement, masquage et conflit inconscient. Les processus opposant

D'après Michel Le Moal [34], des "processus opposant" tendent à se déclencher à l'apparition de chaque "indice" même beaucoup plus faible qu'au temps des premières excitations, de la présence des substances (toxiques) et des connexions qui ont éveillé les premières excitations, ce qui entretient les addictions. On peut rattacher ce phénomène à "l'efficacité des faibles doses" décrites par les scientifiques qui dénoncent depuis quelque temps l'assertion des lobbies, pharmaceutiques et autres, selon lesquels il n'y aurait qu'à trouver les doses

[33] LAPLANCHE J., PONTALIS., 1967. *Vocabulaire de la Psychanalyse*. Paris PUF. art. Moi et Principe de constance.

[34] LE MOAL M., 2008. Conférence donnée au Collège de France lors de la journée sur "Psychanalyse et neurosciences" ; enregistrée, comme les suivantes, et accessibles sur le site du Collège de France : collège-de-france.fr

minimums auxquelles tel ou tel constituant cesserait d'être nocif (irradiations, modifications géniques, allergènes et autres médicaments controversés) pour pouvoir les utiliser soi-disant avec succès.

La répétition devient compulsive lorsque ces "processus opposant" empêchent le pare-excitations de fonctionner, ce sont des aberrations qui s'installent combinant fréquence de répétition et vivacité des affects. Ils s'opposent au rétablissement de l'homéostasie, "du retrouver son équilibre" selon le langage courant, c'est à dire au dénouage des excitations. Ce que je nomme ici dénouage n'est pas la désintrication, mais la décondensation des représentations et des sensations recrutées initialement pour augmenter le "quantum initial d'excitation". La coexcitation avait permis de renforcer l'activité de recherche et la victoire sur l'inertie, le dénouage permet l'allégement des tensions et le retour au calme. Le pare-excitations permet à ces deux temps : coexcitation et dénouage de se produire à un bon rythme contrairement aux processus opposant.

Dans un autre domaine neurologique le même processus se retrouve. Le chirurgien qui soigne un parkinsonien en mettant une électrode de très petite taille dans la substance noire de son cerveau note que les symptômes (tremblement ou rigidité, sur le plan moteur, humeur violente et dépressive grave sur le plan émotionnel), cèdent quasi instantanément dès que le courant passe. Le malade retrouve une attitude motrice et émotionnelle semblable à celle qu'il avait avant l'apparition du parkinson. Cependant dès que l'impulsion électrique disparaît, le malade retrouve ses symptômes. Il faut donc une stimulation permanente. Le réglage de la fréquence des impulsions électriques (leur étalement dans le temps) demande une très grande précision. Cette procédure pare-excitante artificielle que procure un réglage de la fréquence des impulsions doit être contrôlée de l'extérieur, elle ne peut devenir, au moins pour le moment, un élément du Soi. (cf. Benabbi [35]).

Le traitement pharmacologique met longtemps pour améliorer quelque peu l'état du patient. Des mois de psychanalyse à trois séances par semaine améliorent beaucoup le comportement et les capacités intellectuelles de personnes soufrant de la maladie de Parkinson, mais les symptômes, moteurs en particulier, reprennent le dessus au bout d'un certain temps malgré une évolution psychique réelle. Cette fluctuation et cette incertitude intérieure peuvent relancer des moments de désespoir avec sentiment de persécution plus ou moins retourné sur l'entourage. On retrouve l'importance du point de bascule spatio-temporelle lié à une fréquence, qui est un équilibre autour de la valeur optimale.

Le niveau auquel le pare-excitations fait défaut, en dehors des lésions ou des atrophies, est celui de la mémoire implicite et de la mise en place de conditionnements à l'environnement originaire (pré et périnatal). En effet, nous savons que la mise en route des différents noyaux cérébraux au cours de la phase précoce de la vie de l'individu comporte l'étalement dans le temps de la maturation des composants du système nerveux : myélinisation décalée ; extension progressive du nombre de connexions de chaque neurone avec ses voisins et à longue distance ; multiplication des épines dendritiques ; formation des engrammes par les connexions entre les différentes mémoires ; apoptose des neurones en surnombre, en particulier à la fin de l'adolescence.

Les traces mnésiques de traumatismes, surtout précoces, s'opposent à ces modifications et provoquent ce que Freud appelle des fixations : fixations d'imagos à la fois composites et partielles, représentations devenues immuables d'idéalisations inaccessibles, ayant toujours les mêmes exigences. Elles suscitent des émotions et des excitations répétitives isolées des

[35] BENABBI, 2008. Conférence du Collège de France 2008, enregistrée la même Journée que Le Moal sur le site : https://www.college-de-france.fr.

autres courants affectifs. Les coexcitations nécessaires à l'éveil, à l'attention, à la recherche, aux rencontres avec les "autres" sont alors faibles et difficiles à réaliser.

La présence d'un psychanalyste peut avoir une importance décisive pour aménager l'environnement immédiat d'un malade dans un service hospitalier. Sa connaissance des effets de ces traumatismes précoces, sa familiarité avec les processus opposant et, plus largement, avec les défenses par régression, son expérience du transfert central sur l'imago archaïque et des transferts latéraux sur divers personnages, lui permettent de favoriser la formation d'un cadre contenant les affects et permettant l'évolution des représentations.

En voici un exemple, que j'ai beaucoup résumé, tiré du *"Interdisciplinary Journal for Psychoanalysis and the Neurosciences"* (2014.Vol.16 n° 2).

Une jeune étudiante canadienne a été atteinte d'une NMDA, maladie auto-immune dans laquelle les canaux ioniques des synapses sont attaqués et donc les communications entre les neurones sont très diminuées. Voici le fonctionnement de son cerveau lors d'une étape de récupération dans laquelle la jeune femme retrouve son langage grâce à la plasmaphérèse (transfusion de plasma sanguin) et à la présence d'un psychanalyste bien intégré à l'équipe soignante :

« *Plusieurs fois, elle devint agitée, criant de façon incohérente, donnant des coups de pieds, mordant et crachant. Cet épisode inquiéta l'équipe, car sans avancée langagière, nous ne pouvions comprendre ce qu'elle voulait. Etonnamment, elle ne trouvait du réconfort qu'en présence de sa mère. Une fois que nous nous étions rendu compte de cela, nous avons organisé les moments d'agitation de la patiente en rassurant et calmant sa mère, ce qui eut un effet très apaisant pour la patiente. La mère, afin de se préserver (de ne pas être épuisée elle aussi), donna à sa fille un ours en peluche (objet transitionnel), ce qui aussi eut un effet calmant pour la patiente et permit à la mère de se reposer. Le comportement agité de la patiente n'était pas catatonique. Rapidement, elle put utiliser de courtes phrases grammaticalement correctes ce qui lui permit de nous parler. Bien qu'elle ait eu un comportement régressif, (régression temporelle) d'une toute petite fille, elle pouvait désormais parler avec un langage mature digne d'un adulte. Cette confusion, ce comportement d'enfant fut couplé à une maturité langagière : elle put raconter des rêves à l'analyste* »…

Les deux approches tout en gardant leur singularité se sont conjuguées pour augmenter leur efficacité mutuelle auprès de la patiente.

L'analyste et le pare-excitations

En cherchant des interprétations trop construites et théoriques à certains moments de certaines analyses, le psychanalyste risquerait de faire comme si l'excitation causée par certaines situations transférentielles pouvait être maîtrisée par l'interprétation d'un refoulement de représentation ou d'une répression d'affect alors que cette excitation résulte de l'impossibilité d'éviter un mécanisme répétitif mis en place lors d'un traumatisme très précoce. Il s'agit habituellement d'une relation à l'objet primaire très violente, prolongée dans une confusion sujet-objet entraînant une réaction de sidération paralysante, séquence qui a tendance à se reproduire dès qu'une situation externe présente un trait commun (caractéristique) avec cette relation primaire, trait qui agit comme un indice déclencheur de cette réaction qui échappe à la contenance du pare-excitations. Cette réaction est la mise en route automatique d'un mécanisme de retrait tendu et non un refoulement.

Le pare-excitations, de même que l'ensemble des processus neurobiologiques cités plus haut, sont très fragiles et très complexes. La déficience d'un système de régulation chimique comme, par exemple, une perturbation importante de la recapture de la dopamine dans les synapses des noyaux qui conduisent l'excitation vers les systèmes moteurs, entraîne une nervosité qui dépasse les capacités d'utilisation possible de cet afflux par l'organisme. Le sujet sous cette pression ressent une angoisse intense qu'il ne pourra décharger que par le délire, l'agression ou la sidération : le sujet ressent alors ce dérèglement comme venant de l'extérieur, comme la jeune fille évoquée plus haut. L'angoisse peut alors dépasser le seuil au-delà duquel elle cesse d'être un signal d'alarme vital : le moi est incapable de la supporter encore moins de la gérer. Il faut alors recourir à une aide extérieure pare-excitante : un psychiatre prescripteur, une institution contenante, un psychanalyste apte à des prises en charge très lourdes. Ces trois contenants peuvent fonctionner simultanément.

En bref, la coexcitation libidinale est le rassemblement des énergies de plusieurs sources sous la bannière du moi, lui-même investi par les pulsions du çà et guidé par le surmoi dans la mesure où ce dernier joue avec souplesse son rôle de pare-excitations.

La compulsion de répétition pourrait émerger des automatismes de procédure

Dans *Au-delà du principe de plaisir* (1920), Freud déclare que dans les rêves d'accident en particulier, la protection de l'organisme par le refoulement et la régulation du pare-excitations face aux exigences du principe de plaisir, ne rendent pas compte vraiment des réactions du sujet : « Il subsiste un résidu suffisant pour justifier l'hypothèse de la compulsion de répétition qui nous apparaît comme plus originaire, plus élémentaire, plus pulsionnelle que le principe de plaisir qu'elle met à l'écart. Mais s'il existe dans le psychisme une telle compulsion de répétition, nous voudrions bien en connaître quelque chose : à quelle fonction elle correspond, dans quelles conditions elle peut intervenir et quelle est sa relation au principe de plaisir dont, après tout, nous avons jusqu'ici admis la domination sur le cours des processus d'excitation dans la vie psychique ». (*op.cit.* p. 286-288).

La compulsion de répétition et les conditionnements

Nous découvrons cette compulsion particulièrement lorsqu'elle pousse une personne à reproduire la fixité de la structure qui marque le réseau de relations que tout être humain cherche à remettre en place sans en avoir conscience dès qu'une rupture s'annonce ou s'effectue dans son existence. Cette compulsion peut aller jusqu'à provoquer la séparation d'un couple, l'échec d'une collaboration professionnelle ou divers accidents et ceci à plusieurs reprises. Bien des patients demandent une analyse pour sortir de ces répétitions. Nous remarquons une analogie frappante entre ce que nous découvrons à travers leur transfert et le système de rapports entre les personnages dont ils nous parlent. Ils se souviennent de beaucoup d'épisodes manifestant cette structure d'interactions, ils décrivent même des procédures répétitives utilisées par leur entourage originaire et les attribuent aux personnages qu'ils évoquent et à leurs relations actuelles lorsqu'ils nous en parlent, mais ils ne se rendent pas compte des stratégies qu'ils déploient avec obstination pour retrouver un environnement comparable malgré les souffrances vécues au sein de celui-là. Les personnes changent, mais les personnages restent analogues, ils sont reliés par des caractéristiques quasi invariables. Le contexte varie dans ses composants manifestes, mais pas dans la structure de leurs relations (c'est le sens du mot analogie). La compulsion de répétition pousse à reconstruire le même scénario dans lequel sont utilisées les mêmes procédures. Elle est dénoncée par certains scientifiques comme Mme Evelyn Fox Keller[36] qui reproche à ses collègues physiciens d'être trop attachés à l'homogénéité des procédures et conditionnements et à la symétrie dans leurs élaborations.

Une des sources de cette compulsion de répétition et son étayage, pourrait donc se trouver dans les procédures primitives d'apprentissage du lien entre la perception d'une caractéristique et la réponse émotionnelle et comportementale qu'elle déclenche.

[36] *La Recherche*, 2007, n°*4* p. 6.

Les procédures sont des systèmes de liens très étroits entre des perceptions, des réactions émotionnelles et des opérations caractérisées par l'automatisme et la rapidité et souvent la fixité du pattern de leur mise en œuvre, ce que l'on nomme conditionnement. Le mot *procédure* signifie "ensemble des règles pour atteindre un objectif". Il s'applique ici particulièrement à ces règles et à leur application séquencée, nécessaire pour atteindre des objectifs spécifiques. Les neuropsychologues en ont limité cette dénomination aux systèmes de règles mémorisés pouvant être appliqués sans avoir besoin de la conscience pour atteindre l'objectif. Parmi ces procédures certaines ont dû être apprises de façon consciente et sont ensuite devenues non conscientes, d'autres ont été intégrées et sont mises en œuvre de façon non consciente, mais elles demandent un nouvel apprentissage conscient pour être reconnues, comme les règles de grammaire de la langue maternelle. Énormément de modes d'emploi sont ainsi engrangés dans un type ou un autre de mémoire procédurale. Du fait que leur utilisation ne sollicite pas la conscience, l'organisme peut les mettre en œuvre de façon automatique et rapide.

Le moi ne se différencie du ça que progressivement si bien que les conditionnements les plus précoces restent marqués par la fixité des câblages du cerveau et les renforcements de leurs réseaux de connexions. L'identification adhésive crée et maintient ces conditionnements, l'imitation jouant un rôle majeur dans la transmission des procédures et des affects primaires. Le premier conditionnement pourrait être l'angoisse de "l'étranger" dont la caractéristique principale est de n'être pas la mère.

Les procédures de la prime enfance s'organisent avant que s'achèvent les premiers mois de la vie. Elles ajoutent à l'automatisme de leur mise en route, et à la rapidité de leur action, l'absence de figuration possible de leur objectif. Il n'y a pas de représentation accessible à la conscience qui leur corresponde, car elles ont été mises en place avant le langage et même avant la naissance au moins dans leurs éléments de base comme les câblages des nerfs et des noyaux cérébraux. Les connexions nerveuses initiales se développent sous l'effet des gènes conjugué avec les pressions de l'environnement épigénétique, amniotique puis périnatal. Elles sous-tendent le développement de l'ensemble du psychisme, mais dans la plupart des cas elles n'ont pas besoin de la conscience pour s'effectuer.

Les procédures de conditionnement sont multiples. Elles sont fondées sur la création et la répétition de l'excitation du lien :

a) *entre deux stimuli*, au départ sans rapport entre eux comme le conditionnement dit “classique” (le chien de Pavlov),
b) ou *entre un stimulus et un comportement*, comme le conditionnement opérant,
c) ou *entre un stimulus et un délai précédent un événement* sans rapport à priori avec lui, ou encore entre une catégorie d'objets (les bons et les mauvais) et un ensemble de personnes (les gens de tel pays, ou de telle couleur),
d) *un stimulus et le contexte* ou le cadre dans lequel s'est opéré le conditionnement et bien d'autres types encore [37].

Le point commun à ces conditionnements est l'indépendance initiale des deux composants et la nécessaire répétition de leur mise en relation pour établir un lien durable entre eux. La réponse automatique au premier composant se déclenche alors comme s'il était le second. Ceci peut être rapproché de la formule de Lacan “un signifiant renvoie toujours à un autre signifiant et non à un signifié”. À noter que la réponse n'est pas non plus liée directement au stimulus conditionnel (SC), elle existe à titre de procédure innée ou déjà organisée au préalable, comme la peur de la passivité : par exemple l'invitation à s'allonger faite par le psychanalyste éveille cette frayeur. Il ne

[37] Cf. LEDOUX, J., 1998, *The emotional brain*. London, Orion House. Traduction française, *Le cerveau des émotions*, Paris, Odile Jacob, 2005, p.150

s'agit pas encore de conditionnement, mais seulement de l'émotion liée naturellement à cet "ordre" (s'allonger), émotion qui va pouvoir être reliée, par la répétition, à des représentations neutres comme le craquement du fauteuil de l'analyste. À son tour, ce craquement éveillera un souvenir jusque là refoulé.
Les procédures sont ainsi élaborées même pendant les séances d'analyse, en réponse à des perceptions internes de modifications du corps, elles-mêmes étant provoquées par des signaux enregistrés par nos organes des sens, y compris la musculature. Notre organisme perçoit l'attrait, le danger, voire l'état émotionnel d'une autre personne avant même que la conscience puisse s'éveiller : il répond à la perception de caractéristiques (attrait, danger, menace...).

La mémoire procédurale a enregistré les liens émotionnels et séquentiels entre ces perceptions et ces réponses, liens rassemblés sous un indice dont l'apparition mettra en route la recherche de l'objectif. Ici déjà, il y a différence entre le but (l'objectif) et l'objet doté d'une caractéristique, d'un indice qui le met en relation, effective ou illusoire (hallucinatoire), avec le but. Il s'agit bien là d'une activité proprement psychique parfois simple, mais souvent déjà très complexe comme le conditionnement au réseau de relations d'une famille ou d'un groupe, à l'ambiance particulière qui réunit leurs membres, aux mots clés (indices) de leur idéologie.

Dans une lettre que Régine Prat m'a adressée, elle écrit : *« En vous lisant, je me suis demandée si vous connaissiez la théorie que propose Jean Pol Tassin sur ce qu'il appelle les « bassins attracteurs » ; je pense qu'il y a là quelque chose d'extrêmement utile pour avancer dans notre compréhension des mémoires précoces, des somatisations... et des répétitions mortifères et qu'il décrit ce qui pourrait constituer le soubassement de ce que vous appelez les procédures automatiques. Je parle de « forme primitive » organisée sur le modèle du toucher en terme de tenu/lâché »*[38].
Ces divers conditionnements peuvent constituer des systèmes qui forment à leur tour des constellations capables de se mettre en

[38] Régine PRAT développe ceci dans son livre : *Maman-bébé : duo ou duel.* Paris, Erès 2013.

place sans que le sujet en ait conscience. Notre mémoire procédurale a enregistré ces systèmes de liens. La mémoire procédurale est hors du temps. Une des sources de la compulsion de répétition se trouverait donc dans les procédures primitives d'apprentissage.

Ces conditionnements tendent à faire percevoir le stimulus conditionné comme étant une partie intégrante du stimulus conditionnel : la répétition a donc sa source dans la perception d'un objet composite comme s'il était simple (l'imago maternelle, par exemple, comme si c'était la mère en personne, le pénis comme s'il était le Phallus). D'où l'importance d'aider les patients à décondenser leurs représentations composites et à en délier les différents affects. La pulsion de mort selon Freud, la pulsion de destruction des liens selon la majorité des psychanalystes est, paradoxalement, l'acteur premier de ces décondensations qui permettent le discernement et le jugement. On comprend mieux, ainsi, que l'approche dans la cure de ces condensations suscite de la part des analysants une forte résistance puisque le conditionnement originaire leur fait ressentir leurs déliaisons comme des destructions, des meurtres "nécessaires" de la personne déformée dans l'imago.

La répétition dans le transfert de ces imagos sur l'analyste et son cadre permet alors de les considérer avec distance et de les "analyser" c'est-à-dire de les décomposer dans le cadre contenant et pare-excitant de la séance. C'est la voie qui donne accès à la mémoire implicite et au non-conscient procédural à travers ses rejetons c'est-à-dire aux traumas et aux liens qu'ils ont créés avant que le système nerveux du fœtus puis du bébé (amygdale + thalamus + hippocampe + insula en premier lieu) soit en mesure de les traiter. Ce non-conscient continue à s'activer et à se complexifier en intégrant sans cesse de nouveaux apprentissages fondés sur des perceptions et des rencontres dont le sujet peut avoir partiellement conscience même si, parfois, il en ignore l'existence comme lorsqu'il est distrait et enregistre des images et des sons de façon subliminale.

Un aspect du développement psychique, donc de l'inconscient dynamique, ne serait-il pas l'élaboration de processus de maîtrise de ces associations primitives sources de réactions automatiques, voire de protection contre elles ? Le développement de certaines défenses constituerait la mise en place de processus pour maintenir le parallélisme ("la non-collaboration") entre les activités non-conscientes et les motions pulsionnelles qui se développent au sein de l'inconscient dynamique. Le clivage pourrait en être une : il consisterait en une idéalisation du moi comme ensemble de bons sentiments opposé aux démons qui le persécutent en agissant hors de sa volonté et sans conflit possible : "ce n'est pas de ma faute je suis comme ça". L'instauration du "Moi plaisir purifié" (Freud 1915, *Pulsions et destins des pulsions,* O.C. XIII p.180) point de départ de cette auto idéalisation et amorçage de ce clivage, ne serait-il pas un prototype paradoxal de cet effort pour maintenir à distance l'inconscient originaire ?

À l'inverse on pourrait comprendre certains investissements de réactions automatiques dont le sujet se fait gloire comme un déni de sa dépendance sous le couvert d'une assomption : "j'assume mon désir" disent certaines personnes par manière de provocation surtout vis-à-vis d'elles-mêmes !

Compulsion de répétition et médiation psychanalytique

L'analyse du transfert crée de nouveaux déplacements qui permettent l'articulation entre ce non-conscient et l'inconscient dynamique grâce à la médiation du thérapeute. Cette médiation est la plupart du temps indispensable pour desserrer ces liaisons et apprendre à vivre d'autres relations.

L'expression du transfert est parfois déclenchée par la ressemblance de caractéristiques "grossières rapidement aperçues" en entrant dans le cabinet de l'analyste avec des personnages et des situations, souvent éloignés les uns des autres dans l'espace et dans le temps, voire dans les générations. Par exemple, au terme du premier entretien une dame me dit : « Non je ne peux pas entreprendre une psychanalyse avec vous, dès que je suis entrée dans votre cabinet j'ai aperçu votre veste qui ressemble à celle que portait mon grand-père ! » Je ne l'ai jamais revue ! Cependant du fait de ce transfert émotionnel et représentatif il devient possible, dans la plupart des cas, de rendre manifeste l'aspect déplacé de la réaction émotionnelle. La désintrication des caractéristiques grâce à l'analyse de ce transfert permet un nouveau déplacement (ou un re-placement), et ouvre la voie à la rupture du lien aliénant. La construction d'un souvenir conscient, capable de donner une figuration, un sens et un contexte à l'émotion qui procurait automatiquement son énergie à la répétition, nécessite un temps long de déconstruction des superstructures de refoulement voire de clivage et de déni, qui s'étaient formées pour tenter de gérer ces procédures, leur mise en œuvre automatique et leurs conséquences.

Lorsqu'il a fait un travail analytique important, le patient se trouve confronté à ces liens hors du temps : son système de défense s'est assoupli, notamment le retournement projectif, il répète alors "en direct" dans le transfert sur l'analyste et le site analytique les réactions, les procédures, issues du câblage initial de son cerveau modifié par les expériences pré et périnatales de sa mise au monde et de ses premiers mois. Il fait alors une crise soudaine d'opposition manifestant ses façons de réagir originaires dont il ne peut pas prendre conscience par des associations avec des souvenirs (préverbaux pour la plupart). Dans ces conditions il ne peut plus "observer la règle fondamentale" en verbalisant les liens entre ses représentations et ses émotions. Il se sent incapable de répondre à ce qu'il vit alors comme une injonction paradoxale de la part de l'analyste, comme s'il se trouvait brusquement sans défense devant lui et il explose de rage. L'analyste seul peut attirer l'attention du patient sur le soubassement de cette crise s'il est attentif à discerner les angoisses provoquées par les motions pulsionnelles attirées par les objets et les conflits œdipiens d'une part et de l'autre celles tenant à la préhistoire de sa "capacité d'angoisse".

TROISIÈME PARTIE

L'ANGOISSE

La capacité d'angoisse

Les auteurs du site canadien définissent l'angoisse comme : *« L'état du système sympathique qui pousse à l'action quand celle-ci est impossible »* ! Ils précisent que l'anxiété dont l'angoisse est la forme la plus vive, peut résulter d'une construction imaginaire étant donné que le cerveau a la capacité de réagir devant un danger de la même façon (avec les mêmes zones activées et observée à l'IRMf) qu'il soit réel et immédiat devant soi, ou représenté en images mentales ou encore lié à un déclencheur sur le mode du conditionnement. Ils proposent alors des médicaments, comme les benzodiazépines qui "peuvent apaiser" en agissant sur le principal inhibiteur de l'excitation (le GABA).

Dans un numéro de la revue *Nature*, il est indiqué que, d'après les résultats de recherches récentes il s'avère qu'il y a une fenêtre de temps pendant le développement de la souris – entre 1 et 21 jours après la naissance – pendant laquelle le cerveau est câblé pour devenir anxieux dans la vie. La période comparable chez l'homme se situe à partir du troisième trimestre de la grossesse jusqu'aux deux ou trois premières années.

La "capacité d'angoisse" s'organise, chez l'être humain dès le septième mois de la grossesse. Le fœtus est "câblé" ainsi de façon spécifique, c'est à dire selon un réseau nerveux transmis par ses géniteurs, mais le fonctionnement de ce câblage peut-être renforcé ou atténué, grâce à la plasticité neuronale, par l'environnement interne et externe du ventre maternel et de l'accueil de l'enfant par son entourage. Cette capacité d'angoisse est une fonction neuropsychologique vitale, autant que la capacité de percevoir, de ressentir et de réagir.

L'angoisse résulte d'une peur qui dure et se répète. Elle se réactive lorsqu'un stimulus sensoriel "familier" évoque la présence d'un danger pour l'organisme. Ce stimulus va d'abord atteindre le thalamus. De là, il sera pris en charge par deux voies parallèles : la voie thalamo-amygdalienne (route courte) et la voie thalamo-cortico-amygdalienne (route longue). Cette peur active l'amygdale qui, par l'entremise de son noyau central, fait naître des réactions émotionnelles, telles que l'angoisse, avant même que l'intégration perceptuelle n'ait eu lieu et que le système puisse se représenter complètement le stimulus pourtant déjà souvent rencontré. Ce qui est dit ici de la caractéristique "dangereux" vaut pour tout autre "indice ou index" : plaisant-déplaisant, fiable ou non fiable, chaud ou froid, bref, une partie qui signale un tout éventuellement lié à un traumatisme. Le cerveau manifeste une activité quasi identique, il faut toujours s'en souvenir, en présence d'une stimulation externe et d'une simulation interne (imagination, anticipation…). Ces réactions sont déclenchées par une représentation composite tout aussi inconsciente qu'imaginaire présentant la caractéristique d'une relation vécue précocement (dangereuse, séductrice, etc.).

La réduction du moi à la dépendance

Dans un article de 2004 [39] j'ai insisté sur la réduction du moi à la dépendance, voire à la non-vie, par une injonction paradoxale réitérée de la part de l'objet : c'est à dire par une demande très forte et renouvelée formulée par une personne considérée comme vitale pour le sujet, demande assortie d'un comportement qui en rend l'accomplissement (la réponse) impossible et plonge le sujet dans la détresse et la mélancolie. La répétition du lien entre cette demande et ce comportement peut engendrer un apprentissage qui suscitera de l'angoisse dès que le sujet se trouvera dans une situation analogue et souvent dès que la caractéristique : « demande d'action par un

---

[39] NETTER M., 2004. "Éviter la séparation, éviter la réunion ou le dilemme de la dépendance", *R.F.P.* 2004-*2*, p. 657

personnage important» apparaîtra. Elle déclenchera, par association automatique, le sentiment de l'impossibilité de répondre, et ceci avant tout examen de la situation complète.

Augustin Jeanneau[40] exprime ce qui est devenu une interrogation partagée par nombre de collègues. En deçà de la séparation de la représentation et de l'affect qui évoque la défense par le refoulement et de la division entre le bon et le mauvais établie par la "purification du moi" qui s'opère par le clivage, quelle défaillance de l'appareil psychique provoque ce sentiment d'incapacité à la source de l'anxiété et qui s'exprime sur le plan physiologique par cet état spécifique : être paralysé par une poussée vers une action impossible ? *« S'il y a danger, dit-il, c'est bien en raison de la représentation en cause, mais non pas en tant qu'elle contient un risque défini, mais en ce qu'elle montre au sujet le lieu d'une décision où ses capacités défaillent. Car ce n'est pas la fantasmatisation qui se fait ici incertaine, en échappant à la saisie du moi, mais véritablement celui-ci qui se sent vide d'être incapable d'y répondre »*. (*op.cit.* p.572).

Les réactions émotionnelles dans la situation de l'analyse sont d'abord inconscientes tant chez l'analysant que chez l'analyste. La règle d'abstinence, la dissymétrie entre les deux personnes, la situation allongée ainsi que l'écoute tout à fait inhabituelle de l'analyste liée à son attention flottante, provoquent des montées d'angoisse par le fait que le patient et l'analyste retrouvent cette "caractéristique" : une *mise en présence d'un vide à combler avec soi-même*. Avant même qu'ils s'en aperçoivent cette "perception" déclenche chez les deux protagonistes des émotions et parfois provoque une intervention de l'analyste ressentie par lui-même comme intempestive et mal venue alors que la suite en manifeste la pertinence. En effet, la prise de conscience de ce qu'il dit, l'analyste, provoque, sur l'instant, un traumatisme en lui qui s'exprime par les affects de culpabilité et de honte. Le patient, lui, réagit par une dénégation ou par le

---

[40] JEANNEAU. A., 1982. "Le Moi incapable", *Revue Française de Psychanalyse*. 1982-3, Paris, PUF

silence puis plus ou moins rapidement il découvre de nouvelles pistes associatives et de nouvelles manières d'être, plus souples. Erik Kandel parle de "moments de signification" qui manifestent la mise en activité d'engrammes enregistrés dans le non-conscient, dont certains se sont formés dès avant la naissance.

Le moi incapable à l'articulation des procédures non-conscientes et des processus dynamiques inconscients

Un enrichissement est possible entre la neuropsychologie et la psychanalyse sur ce point de l'incapacité du moi. La première insiste sur la peur paralysante devant la menace contenue dans une situation à la fois interne et externe qui peut être, éventuellement, imaginaire, reliée à une expérience originaire traumatisante et donc fixée dans son engramme : l'impossibilité de combattre ou de fuir et même de discerner, et ainsi de sortir de la confusion. La psychanalyse de son côté introduit le contenu et le contexte de ce traumatisme précoce : par exemple le regard de l'objet qui se détourne vers son propre objet et laisse, par ce désinvestissement, le petit enfant dans le vide "qu'il devrait remplir" et qui ne peut que se demander anxieusement ce qu'il a bien pu mal faire ou ne pas faire pour que l'objet se détourne de lui.

L'objet de l'objet, ici, peut être l'amant de la mère, dans le cas d'un œdipe précoce peu dangereux en lui-même, ou alors le besoin de la mère qui somme l'enfant de combler son propre vide : l'enfant est mis à la place de l'objet mélancolique, ou enfin le paradoxe pervers de la mère (mère au sens large comprenant son entourage physique et fantasmatique) comparant sans cesse son enfant à un pseudo objet, un Moi idéal inaccessible. Ce Moi idéal maternel (mère et son environnement dès son état de grossesse) est une construction chez la mère déjà, mais aussi chez l'enfant à partir de traces fixées dans la mémoire implicite.

Tout au long de son existence, de façon répétitive et avant toute "réflexion", cet enfant risque de retourner ce regard à la fois exigeant et détourné de lui, et de le projeter sur celui de qui lui offre de prendre une décision où l'affirmation de son autonomie est nécessaire et lui paraît impossible : il réagit comme s'il s'agissait d'une emprise suscitant une angoisse indéfinie, continuellement présente et sans objet pouvant être représenté. Il ressent une sensation de détresse "à priori" avant toute considération de l'objet dans ce qu'il est, ni dans ce qu'il demande, ni dans le contexte où il se trouve. Il s'agit, chez le sujet portant l'engramme de ce traumatisme précoce et prolongé, d'une anxiété qui va essayer de s'accrocher à tout objet dont la caractéristique est, pour le sujet, dans son imaginaire, d'être absent-attendu-insatisfaisable.

Selon le type de relation d'objet propre à chaque personne, le lien conditionnant originel sera souvent, dans un second temps, renforcé de façon répétitive par l'investissement autoérotique ou masochiste de la souffrance vécue dans cette situation "évoquée-créée". Cette souffrance alors devient la seule possession dont la jouissance ne peut échapper à cet enfant. Il mettra au service de la conservation de cette répétition ses défenses psychiques comme la culpabilité qui constitue souvent une lutte contre la passivité, ou le déplacement du clivage intérieur/extérieur par l'identification projective. Ce lien non visualisable par la figuration, ce non représentable même par un souvenir, sera ainsi présent dans l'actualité de la séance sous la forme d'une emprise sur l'analyste, celui-ci se sentira poussé à l'exaspération ou même au désespoir. Il devra analyser ce retournement sur lui de la pression immobilisatrice en évitant de culpabiliser le patient ou de le rejeter. La mise à jour de ce double processus d'emprise est souvent libératrice et peut marquer une ouverture décisive.

L'angoisse, en effet, est plus qu'une peur occasionnelle, elle est permanente (câblée !) comme la poussée constante des pulsions. De plus, le patient peut être effrayé par l'éventualité de l'affaiblissement du retournement sur l'analyste qu'il a fait de cette poussée constante. Du fait de l'intrication du non-conscient et de l'inconscient dynamique, comme du sujet et de l'objet au début de sa vie, l'analysant ressent une confusion. L'attention au système non-conscient dans un moment de grande tension dans le transfert peut aider le patient à modifier durablement sa façon d'être dans la mesure où l'analyste prend en considération les automatismes des procédures, matrices de ces répétitions, de ces érotisations et de ces retournements.

Lésions neurologiques sources d'angoisses psychiques

Des mécanismes de défense psychiques comme recours contre des dysfonctionnements neurologiques peuvent être mis en œuvre par un patient pour tenter de surmonter les "incapacités" occasionnées par ceux-ci et les blessures narcissiques provoquées par ces dernières ; ces défenses, clivage du moi et retournement projectif, évitement, masochisme, etc. manifestent sa pulsion de vie à tout prix. L'étude des ces mises en œuvre inconscientes permet de pressentir l'articulation entre les procédures non conscientes et la formation de réactions psychiques inconscientes.
Les psychanalystes, auteurs d'articles publiés deux fois par an dans le *Neuropsychoanalytic Journal,* travaillent dans des laboratoires d'universités diverses et dans des hôpitaux dans divers pays en lien avec l'association internationale du même nom. Dans leurs publications ils partent de la constatation de lésions neurologiques découvertes à l'aide de divers appareils d'imagerie et des symptômes comportementaux qu'elles entraînent. Une fois discutée en détail l'approche neuropsychologique de ces malades, ils attirent l'attention de leurs collègues sur les troubles psychiques que les neuropsychologues ne discernent pas toujours dans leurs séances de tests ni dans l'imagerie cérébrale qui peut les accompagner : troubles qui peuvent prendre l'allure d'une régression à un fonctionnement du niveau préverbal sans perdre la parole. Par exemple à partir du symptôme neuropsychologique de la méconnaissance de soi dans le miroir,

qui n'est pas toujours une manifestation hystérique, mais peut être une réaction d'effroi entraînant un déni de la réalité.

Identification projective, clivage, double retournement, angoisse de persécution, ces processus de défense peuvent résulter également de troubles dans l'image des limites corporelles après une lésion sur les deux voies de la sensorialité dont les connexions ont été endommagées ou ont mélangé leurs axones sur une certaine distance.

La perturbation spatiale entre intérieur et extérieur provoquée par la distorsion de la perception des limites de soi-même aboutit à une confusion partielle entre soi-même et l'autre. Il se produit un cercle vicieux : l'incapacité à distinguer partiellement soi et l'autre engendre une forte angoisse, le sentiment d'impuissance l'amplifie (narcissisme blessé), un retournement projectif sur l'autre se met en route qui provoque une méconnaissance de type paranoïde qui alors amplifie l'angoisse. Les processus psychiques et les montages neuro-physiologiques se renforcent mutuellement.

Lorsqu'une psychothérapie a pu se mettre en place, le psychanalyste ressent, dans son contre-transfert, la pression du patient pour qu'il incarne lui-même cette partie déplacée et devienne l'objet de la haine. Le patient identifie, inconsciemment alors, le psychanalyste à cette partie idéalisée comme mauvaise. Ces symptômes interpersonnels (transférentiels) apparaissent au psychanalyste comme des identifications projectives ou des doubles retournements, l'objet externe est perçu par le patient comme étant la partie manquante du Soi : souvent le moi idéal inversé et ressenti comme persécuteur.

Un cercle vicieux peut s'établir aussi entre les processus internes et l'action de l'environnement dans lequel l'activité psychique inconsciente et les dysfonctionnements cérébraux non conscients renforcent mutuellement leur action pathogène.

Le système des neurones miroir et la relation d'objet

Une découverte majeure, en effet, a inauguré un chapitre important des neurosciences : chaque sujet utilise les mêmes sous-systèmes cérébraux pour engager un comportement, l'imaginer seulement et le reconnaître chez autrui.
Ces sous-systèmes sont pourvus de neurones miroirs, une bonne partie d'entre eux se trouvant dans le lobe pariétal inférieur et dans le lobe préfrontal, de part et d'autre de l'aire primaire sensorielle et de l'aire primaire motrice. G. Rizzolatti et C. Sinigaglia[41] ont découvert que chacun de ces neurones est à la fois sensoriel (récepteur) et moteur (effecteur). Le sujet peut, grâce à eux, se former une représentation mentale de l'émotion et de l'intention de la personne qui lui fait face.

Grâce à ces neurones et à leurs connexions avec le reste du cerveau, notre organisme perçoit ainsi l'attrait, le danger, voire l'état émotionnel d'une autre personne avant même que la conscience puisse se mettre en route. Il s'active de façon non consciente à la perception d'une ou plusieurs caractéristiques de cette personne (une ou des parties prises pour le tout) caractéristiques qui peuvent aussi être déplacées et reconnues à tort.

En effet, ce mode d'intuition (Freud utilise le mot Einfühlung : sentir dedans !) trouve son origine dans ce qui a pu être gardé quasiment intact des expériences très précoces du bébé voire du fœtus ou lors de traumatismes importants. Ces expériences des associations précoces entre une perception qui annonce l'arrivée proche d'un bien-être ou d'une violence n'ont pas donné lieu, du fait même de sa prématurité, à des figurations ou visualisations, encore moins à des verbalisations susceptibles d'engendrer des souvenirs : ce sont des traces synaptiques organisées en réseaux de traces mnésiques et conservées dans ce que les neuropsychologues appellent “la mémoire implicite”. En effet, le bébé ressent très fort les sentiments de sa mère

[41] RIZZOLATTI G., SINIGAGLIA C., 2008. *Les neurones miroirs.* Paris, Odile Jacob.

grâce aux mimiques de celle-ci qu'il peut voir, aux vibrations qu'il détecte (sons, tremblements du sol, etc.), aux odeurs, aux contacts peau à peau. Ses neurones miroirs participent à la constitution des empreintes, des engrammes, des schèmes moteurs dont son entourage le "nourrit" et le berce en permanence. Sonorités qu'il reprendra en écho, tensions entre les personnages qu'il ressentira comme siennes.

Les trois points de vue pour l'empathie

La séparation du sevrage sera d'autant plus difficile que l'ambiance autour de lui aura été souvent excitante, voire violente ou abandonnante. Les troubles de ce maternage global, groupal même entraînent une difficulté à se distinguer de lui contrairement à ce que l'on peut penser de prime abord, c'est-à-dire qu'il n'a pas forcément envie de le fuir, mais au contraire de participer à ses explosions, ses alliances, voire ses passions. Le réflexe conditionné à l'ambiance familiale peut se figer et devenir répétitif, il entraînera des inadaptations à la vie de relation et perturbera l'activité des neurones miroirs. Cette confusion pourra par la suite participer aux troubles de la conscience de soi et nuire à la mise en place d'une véritable capacité d'empathie.

Cette empathie est un fonctionnement ordinaire des procédures issues du système des neurones miroir est nommée par les neuro-scientifiques : la "théorie de l'esprit", (*mind*, en anglais, du latin *mens*, mental). Elle consiste en la capacité de se rendre compte (théorie = spéculation, de spéculum, du latin miroir) de ce que l'objet extérieur ressent et peut-être pense, en pouvant imiter en gestes effectifs ou même seulement en représentations internes, ses mimiques et ses actions. Ceci nécessite une bonne perception de l'autre, une capacité de lier dans un va-et-vient, la perception et la motricité et de distinguer clairement la représentation de la réalité de soi de la représentation de la réalité de l'autre. Certes, le processus de refaire les mimiques et gestes de quelqu'un, est là très primitivement à titre d'imitation dont le déclenchement est automatique dès que la vision réapparaît. Mais il faut, comme pour la reconnaissance de soi dans le miroir, toute une maturation avant que l'enfant établisse une stratégie qui intègre les diverses connexions des neurones miroir en particulier avec les diverses mémoires, épisodiques surtout.

Ainsi il doit vivre l'angoisse de l'étranger qui va amorcer la reconnaissance de soi dans le miroir comme bien distinct des autres personnes et objets, puis acquérir la permanence de ce reflet de lui-même et de l'objet différent, enfin introjecter un sens du temps et de son histoire. Sans cette maturation ou lorsqu'elle est compromise, l'environnement humain, en particulier, est mal perçu, les systèmes de neurones miroirs dysfonctionnent.

Ce qui précède peut donner l'impression que tout le fonctionnement du cerveau et tout le développement de la vie psychique est sous l'influence unique du passé, que seules les mémoires donnent les informations nécessaires à l'existence. En fait, les indices annoncent également l'apparition d'une menace, d'une récompense, d'un lieu recherché, d'un évènement qui va arriver, l'avenir.

QUATRIÈME PARTIE

ESSAIS POUR PENSER L'ARTICULATION DES DEUX DOMAINES, NEUROPSYCHOLOGIQUE ET PSYCHANALYTIQUE

En 1920, Freud[42] se rend compte que nous avons à faire à deux états des processus de refoulement : l'inconscient non refoulé, qui se structure précocement avant que ne s'achèvent les deux premières années de vie, et l'inconscient refoulé, qui s'organise plus tardivement : *« La découverte d'un double système de la mémoire, pour le strict rapport que cette fonction entretient avec la fonction inconsciente de l'esprit, nous permet à présent de formuler l'hypothèse de l'existence de deux formes d'inconscient compatibles avec les deux formes de mémoire que l'on vient de décrire. »* (*op.cit.* p. 290).

Je choisis trois figurations données par des neurologues ayant une expérience de la psychanalyse pour illustrer cette distinction qui inaugure le passage de la première topique (inconscient-préconscient-conscient, "lieux" dont les contenus sont souvent en conflit) à la seconde topique (Moi-Surmoi-Ça qui ne sont plus des lieux, mais des "instances en relations dynamiques").

La première fait penser au modèle de l'émergence en physique, "le tout est plus grand que la somme de ses parties" et possède des fonctions, des capacités dues à la complexité des nouvelles relations qui le constituent. Une seconde qui rappelle, dans ses formulations sinon dans sa pratique, celle du réductionnisme également en physique : chaque composant d'un ensemble, si petit soit-il, garde sa spécificité. Il faut y ajouter, en troisième, le point de vue de la simplexité : le meilleur parcours pour atteindre un but et déclencher un processus efficace est

---

[42] FREUD S. 1920. *Au-delà du principe de plaisir,* 0C XV

rarement le plus direct, mais, au contraire, celui qui recrute, en chemin, des éléments divers qui comportent des informations éclairantes pour éviter les obstacles et parfois de les utiliser à son profit.

Les traces synaptiques s'organisent en réseaux de signifiants : Ansermet et Magistretti

Sur le modèle de l'émergence, F. Ansermet et P. Magistretti [43] élaborent une transcription, en termes de réseaux de signifiants, du montage en réseaux des traces synaptiques, elles-mêmes résultats des modifications de l'activité des synapses. Ils envisagent l'inconscient freudien comme le résultat d'une organisation selon une logique où les signifiants issus de l'agencement de ces traces synaptiques s'associent en constituant un scénario inconscient fantasmatique contraignant.

La plasticité synaptique est un fait : les jonctions entre axones et dendrites se modifient sans cesse alors que le câblage des nerfs est établi de façon peu modifiable par l'action conjuguée des gênes et des interactions cellulaires de l'expérience embryonnaire. Notre cerveau enregistre de façon durable, grâce à ces modifications, les informations provenant de notre environnement en laissant une trace dans les circuits neuronaux et principalement là où s'établissent les contacts et les transmissions, les synapses. Ces traces de l'expérience sont des signifiants ayant déjà transcrit la perception en un codage : l'objet externe agit bien sur les organes des sens, mais en y déclenchant toute une série de réactions (de réponses et de transmissions) laissant aux synapses de chaque niveau une nouvelle trace qui signifie qu'un événement s'est produit d'abord en périphérie puis de plus en plus "reformé" au cours de la succession des niveaux de transmission. La trace (signifiant primaire) est laissée par la perception initiale (signifié primaire) ; par le fait des associations nouvelles elle se

[43] ANSERMET F., MAGISTRETTI P., 2004. *À chacun son cerveau. Plasticité neuronale et inconscient*. Paris, Odile Jacob. (p.95)

transcrit en de nouvelles traces (traces des modifications de traces, etc.) d'un niveau de complexité croissant (signifiants secondaires) qui elles-mêmes donnent les éléments de construction des fantasmes inconscients. Tout ce travail constitue *"la réalité psychique"*.

Les systèmes de mémoire permettent d'accéder à l'expérience qui a été enregistrée par l'apprentissage et le rappel grâce au réseau des traces qu'elle a engendré : ce réseau constitue en effet une réalité intérieure. Celle-ci ne se limitant pas aux traces de cette expérience précise, l'une de ses caractéristiques peut coïncider avec celle d'une autre expérience. Certains neurones étant très facilement excités par les rencontres entre les traces, il se produit un aiguillage associatif qui évoque une autre expérience voire une troisième à partir de cette coïncidence. De plus les mêmes neurones peuvent être recrutés pour une certaine activité cérébrale puis entrer dans une autre coalition de neurones tout en gardant la trace de l'activité précédente.
Les auteurs construisent cet exemple où le signifiant verbal pivote sur le signifiant factuel (nouvelle "coalition") modifiant la perception actuelle : *« Vous êtes à la table de famille lors d'un réveillon joyeux. En prenant le couteau pour découper la dinde farcie, vous vous sentez brusquement mal et triste : une association vous vient à l'esprit en rapport avec une affaire qui a mal tourné : la dinde a éveillé l'émotion provoquée par l'impression d'avoir été le dindon de la farce ! »*.

Cette saynète imaginée résume très bien l'expérience que chacun fait souvent, mais sans s'en rendre compte, soit de façon passagère soit de façon répétitive. Lorsque le trouble persiste, seule son explicitation peut découvrir la trace de son origine, c'est ce que peut faciliter le travail psychanalytique.

Voici comment je pense le cheminement imaginé dans cette illustration. Le choc émotionnel est déclenché en premier : « en prenant le couteau vous vous sentez mal et triste », vous vous identifiez peut-être à la dinde sans en être conscient. D'où l'association entre cette émotion fortement ressentie qui relie brusquement, sans tenir compte ni du lieu, ni du temps, ni du contexte social, le geste que vous ébauchez avec une affaire où vous avez été grugé : deux déclencheurs qui se sont condensés. De plus il y a condensation entre une pulsion violente déplacée éventuellement sur la dinde, et un sentiment double - honte et culpabilité - due à la violence qui vaut pour les deux aspects de la saynète : découper l'animal et avoir été dépassé par la situation où l'on vous a "eu" !

Dans un premier temps il se produit une dissociation qui pourrait être : "avoir été le dindon de la farce", ce choc "traumatique" étant oublié durant le bon repas d'une part. Et un second temps de reconstruction fantasmatique rapide autant qu'inconsciente, sous la forme d'une figuration agie : le signifiant "prendre le couteau pour découper la dinde" qui entraîne le symptôme : se sentir mal, et le sentiment : être triste. J'utilise maintenant le terme "inconscient" selon la seconde topique de Freud, il est un adjectif qualificatif de l'état de ce processus de reconstruction dans l'esprit du sujet.

Ceci est aussi un exemple de l'analogie entre les deux points de vue psychique et neurologique. Il existerait en effet, des associations dynamiques au niveau d'ensembles de neurones définissant une constellation de caractéristiques particulières à un objet ou à une expérience donnée. Association transitoire de neurones organisés dans des ensembles fonctionnellement cohérents.

L'activation synchrone, pendant quelques millisecondes de ces ensembles serait en relation avec des représentations spécifiques d'éléments de la réalité externe. La représentation de la réalité externe serait en quelque sorte cartographiée dans des réseaux synaptiques facilités et distribués. Ces derniers peuvent être réactivés de manière transitoire comme les cartes établies par les neurones de lieu en liaison avec les neurones moteurs et les neurones miroirs.

Traces synaptiques engendrées par des procédures neuronales qui deviennent traces mnésiques, ensembles dynamiques qui seraient les supports des fantasmes qui, eux, auraient tendance à se fixer en s'associant à des émotions ayant très fortement perturbé l'homéostasie de l'organisme. Il y a des états somatiques associés à une perception ou à une représentation, ce sont les marqueurs somatiques. Ils seraient "contraignant", responsables des inhibitions, ce que l'analyse peut modifier en remontant le chemin des associations du sujet dans le développement du transfert.

L'inconscient dynamique découvert par la psychanalyse serait le résultat global de l'activité du cerveau. Avec les interactions à tous les niveaux, le pivotement d'un niveau vers un autre marque un changement dans les mémorisations des traces de l'activité précédente, il se forme alors un ensemble de fantasmes inconscients propre à chaque personne.

L'inconscient et les mémoires. La mémoire à long terme : Kandel

Erik Kandel : se veut "réductionniste" : ses travaux sont poussés jusqu'au "spin" des atomes constituant les protéines des neurones qui fonctionnent comme les clés ultimes des mémoires à long terme, parmi lesquelles les mémoires procédurales.

Il souligne que Freud, dans ses derniers écrits, utilise le concept d'inconscient dans trois perspectives différentes[44].

1- *Structurale* : l'inconscient réprimé ou dynamique (issu des refoulements). Il comprend le Ça (le Ça lui aussi dynamique), mais aussi cette partie du moi qui contient les pulsions inconscientes, les défenses et les conflits. L'information concernant le conflit et la pulsion est empêchée d'atteindre la conscience par de puissants mécanismes de défense.

---

[44] KANDEL E., 2007. *A la recherche de la mémoire : Une nouvelle théorie de l'esprit*. Paris, Odile Jacob

2- *Non consciente* : une partie du moi n'est pas concernée par les pulsions et les conflits. Elle ne peut pas accéder à la conscience même si elle n'est pas réprimée (habitudes, outils perceptifs et moteurs, certaines émotions, etc.).

3- *Descriptive* : le préconscient-inconscient : tout ce qui entre dans la conscience, mais n'y demeure pas en permanence. Il sollicite l'attention et la focalisation sur un aspect.

Pour Erik Kandel, seule la perspective 2 (la partie du moi non consciente), rejoint directement ce que les neurosciences appellent mémoire procédurale. Beaucoup de changements importants qui font progresser le processus psychanalytique ne sont pas dans le domaine de la pensée consciente, mais plutôt dans celui de la connaissance inconsciente procédurale (non verbale) et du comportement. Il existe des moments de signification - moment d'interaction entre le patient et le thérapeute - qui représentent la réalisation d'une nouvelle forme de souvenirs implicites qui permettent à la relation thérapeutique de progresser à un nouveau niveau. Cette progression ne requiert pas que l'inconscient devienne conscient. « Ces moments de signification conduisent à des changements dans le comportement, augmentent l'éventail du patient, en termes de stratégies procédurales pour faire et être ».

Je penserais plutôt que le n° 1 correspond aux processus psychiques, mais sans pour autant manifester un tel clivage avec le n° 2. En effet, les psychanalystes savent combien le processus analytique se développe d'une façon qui échappe à notre observation directe. Par exemple nous ne nous attendons pas vraiment à certaines crises qui nous désorientent nous-mêmes. Qui n'a pas fait une bouffée d'angoisse après une séance où le patient nous a semblé couler à pic, nous nous sentons mal, nous ressentons de la détresse, de l'incapacité quand ce n'est pas de l'indignité surtout s'il y a un intervalle de temps relativement important avant la prochaine séance ? Celle-ci s'ouvre alors par un sourire, la personne nous exprime un grand soulagement et la suite nous montre qu'elle a passé un cap. Nous avons l'impression de n'y rien comprendre, de plus,

la personne ne s'est pas aperçue, consciemment, de notre malaise.
Le refoulement, la répression ou le clivage, s'assouplissent sans que ni l'analyste ni le patient s'en aperçoivent au moment même. Le changement dans les relations transférentielles, dans ce qui se passe entre l'analyste et l'analysant, entraîne un changement dans les relations internes entre les objets, les imagos, et d'autres éléments de sa réalité psychique inconsciente.

Il s'agit, ici, des parties du moi concernées par les pulsions et les conflits ; il serait donc plus adéquat de parler des modifications dans l'inconscient dynamique. Mais alors ces dernières laisseraient-elles des traces de ces façons de faire et d'être dans la mémoire procédurale ?

J'ai eu plusieurs analysants qui ne pouvaient évoquer des liens entre ce qu'ils éprouvaient et ce qui leur venait à l'esprit qu'après avoir, auparavant et en dehors des séances, mis en œuvre une démarche comportementale (qui ressemble à une "procédure") sur laquelle ils "réfléchissaient" en séance pour "se voir" et introjecter leur perception d'eux-mêmes. Une partie de ce que nous appelons habituellement "transfert latéral", répond à ce besoin de figuration incarnée qui permet d'aller au-delà des souvenirs retrouvables par des visualisations et des contextes historiques. La mémoire procédurale dépasse ainsi largement le domaine des réflexes conditionnés initiaux et l'attention à ses mises en œuvre est une source importante d'informations sur le transfert central.

Ceci pose la question du comment deux événements sont associés dans l'esprit

Le déterminisme psychique découvert par Freud et présupposé par la règle fondamentale, s'exerce de diverses manières. Une petite modification dans la séquence de temps fait passer le déterminisme psychique d'une activité inconsciente à une activité consciente.

Les deux systèmes de mémoire, procédural et déclaratif (souvenirs préconscients) sont souvent sollicités de façon conjointe pour une tâche et encodent différents aspects des styles sensoriels de stimuli (ou du monde extérieur) présents pour le sujet.

La mémoire déclarative : la mémoire à long terme, regroupe toutes les connaissances sémantiques (décontextualisées). Il s'agit de tout ce que l'on « sait », au sens premier, sans savoir toujours qu'on le sait. L'apprentissage associatif ne dépend pas du nombre de répétitions de la liaison entre les stimuli, mais de la puissance du stimulus conditionné de prédire un stimulus inconditionnel. Le stimulus conditionné fait sens à partir d'événements de l'environnement en assignant une fonction prédictive à certains d'entre eux. Il semblerait que Erik Kandel comprenne le « faire sens » comme la perception d'une "caractéristique" dans la survenue d'un événement qui devient signal, signe, de l'arrivée d'un autre événement.

La mémoire procédurale encode certaines caractéristiques de l'expérience qui demeurent non-conscientes. La mémoire déclarative a la possibilité d'établir des liens avec les souvenirs non-conscients mais actifs de la mémoire procédurale via la rencontre des trajets et de connexions neuronaux de l'hippocampe. Ceci peut évoquer le fait que le déroulement, dans la séance, du discours constitué par la chaîne des souvenirs déclaratifs (conscients) est continuellement infiltré par des traces mnésiques d'événements non contigus avec cette chaîne déclarative dans l'espace et le temps. Ces ruptures de continuité ne sont pas obligatoirement à imputer à des résistances c'est-à-dire à un transfert négatif vis-à-vis de l'analyste, ce qui relèverait de l'inconscient dynamique, parfois elles peuvent simplement tenir à l'architecture du cerveau et à sa plasticité, ce qui ne les rendent pas moins dignes d'intérêt.

Ces discontinuités révèlent des liens entre le présent de la séance et le passé emmagasiné et reconstitué dans certaines de ses caractéristiques qui seront toujours là : l'inconscient dynamique peut utiliser des procédures non-conscientes autres que les mécanismes de défense qui, même si elles les habillent ou les rendent possibles, ne se confondent pas avec eux. Les plus archaïques de ces caractéristiques sont utilisables, mais pas modifiables : « nous ne changeons pas la personnalité des gens » disaient souvent nos anciens ! ce qui peut s'exprimer en termes actuels : il y aurait une différence fonctionnelle et interférence topique et temporelle entre les deux inconscients.

Voici un exemple type. Un patient peut "utiliser" la procédure nécessaire pour conduire une voiture afin d'y fixer une angoisse de castration, par exemple une phobie de conduire sur l'autoroute survenue en cours d'analyse et déplacée par un transfert négatif après avoir annoncé son désir de la fin de la cure. De même, les caractéristiques, nouvellement associées ainsi, pourraient donner lieu à de nouveaux apprentissages de liens prédictifs (autoroute annonce "enfermement", car il n'y a que peu de sorties) qui viendraient recouvrir des associations anciennes masquées jusque-là : par exemple "autoroute que le patient a parcourue avec du retard" aura annoncé (futur antérieur) la mort d'une femme très désirée, idéalisée, d'où l'angoisse de la séparation.

Les conduites thérapeutiques consistant à éliminer la peur inadéquate et surtout anachronique d'un objet ou d'une situation chez les phobiques sont considérées comme un déconditionnement par nombre de comportementalistes. Cependant, de nombreux neuropsychologues ont découvert qu'il ne s'agissait pas d'un déconditionnement véritable, mais d'un nouvel apprentissage qui n'éliminerait pas le soubassement anxiogène originaire. Ceci pourrait éventuellement expliquer la formation d'une certaine catégorie de défenses, les défenses par association de type apprentissage. Le patient peut apprendre, même sans y prêter attention, à faire parler l'analyste en repérant de façon non consciente, subliminale, ce qui déclenche en ce dernier le besoin de sortir de son silence.

Ces procédures seraient difficiles à surmonter, leur force consistant à fixer les motions pulsionnelles sur un objet "prédictif" éveillant une motion substitutive. Il est utile de mettre en lumière ces déplacements sur le site analytique et d'en montrer le fonctionnement après l'avoir découvert nous-mêmes.

Eric Kandel développe des considérations sur le stress post-traumatique citant un texte de Freud dans "Inhibitions Symptôme et Angoisse" sur la prévision d'une situation de danger. Il rejoint Anna Freud et John Bowlby pour souligner que l'interaction précoce entre la mère et l'enfant a une grande influence sur la capacité de celui-ci à surmonter ou non le stress à l'avenir. Il cite des expériences et des observations de ses collègues neurobiologistes : " les augmentations de glucocorticoïdes qui suivent une séparation prolongée ont des effets négatifs sur l'hippocampe."

Cet ensemble d'expériences a une profonde signification pour la relation de processus mentaux inconscients précoces avec des processus mentaux plus tardifs. Une séparation précoce de l'enfant de sa mère, événement traumatique, produit une réaction affective chez l'enfant modifiant la chimie de l'hippocampe. Cette réaction est alors associée à la représentation à la fois massive et indistincte de la mère : mère absente, rejetante, persécutante, accusatrice, etc. ainsi qu'à des caractéristiques de son environnement qui vont servir d'indices prédictifs dans la suite de son développement. L'enfant s'attendra à rencontrer cette " mère " lorsqu'il sera confronté à l'une de ces caractéristiques chez sa mère "réelle" et même chez une autre personne qui lui sera substituée (maîtresse d'école maternelle par exemple).

Tenir les deux points de vue ensemble

À l'intérieur de la neuropsychologie et aussi entre celle-ci et la psychanalyse, il me semble indispensable de garder à l'esprit l'existence de ces niveaux élémentaires, car si le tout est plus que la somme de ses parties (émergence) celles-ci apportent leur spécificité, (réduction). Reprise dans des systèmes d'interactions de plus en plus complexes, cette spécificité garde néanmoins ses propriétés et ses caractères difficilement remplaçables. Les neurones sensoriels, par exemple, ne diffèrent pas tellement les uns des autres par leur structure, mais par les cellules qui les excitent au départ de l'organe des sens (par exemple les cellules ciliées pour l'audition) ainsi que par l'architecture de leurs connexions avec les autres neurones et l'arrivée dans l'aire corticale qui leur est assignée. En eux-mêmes ils ne sont pas transformés par leur appartenance à un système plus vaste, mais sans cette appartenance ils ne serviraient à rien et ne fonctionneraient pas, ils seraient voués à l'apoptose.

Pour que l'on puisse considérer la vie psychique que nous abordons dans les cures psychanalytiques comme une émergence du fonctionnement du cerveau, il faudrait, est-on tenté de dire, caractériser son niveau d'organisation par rapport à celui des processus neuropsychologiques. Pour que la psychanalyse comme discipline autonome puisse établir un dialogue enrichissant avec la neuropsychologie il faudrait, pensent beaucoup de professionnels, que ces disciplines soient "homogènes", comme le sont maintenant la biologie et la psychologie expérimentale, mais pas encore la physique et la chimie entre elles pourtant voisines et soi-disant "dures". La psychologie expérimentale souvent cognitiviste, mais pas toujours, permet, en effet, de mettre au point des expériences de laboratoire destinées à révéler les parcours des axones des nerfs ainsi que leurs connexions et à délimiter les circuits et les systèmes qui s'activent lors de telle ou telle procédure, ou de tel ou tel comportement, spécialement ceux qui sont non conscients. Il existe un lien direct entre l'interprétation des résultats des tests et l'interprétation des résultats des appareils de détection et d'enregistrement des activités cérébrales qu'ils permettent d'obtenir : le concepteur de ces expériences et l'interprétant "font partie du dispositif" comme on le répète souvent chez les scientifiques.

Peut-on penser une telle relation entre les interprétations des résultats d'une psychanalyse et les interprétations des modifications biologiques ?

Erik Kandel [45] semble penser qu'il pourrait en être ainsi entre la biologie et la psychanalyse. D'après lui, dans un avenir assez proche, on doit pouvoir détecter les changements apportés par la psychanalyse en examinant "avant et après" : *« il devient concevable de suivre les réponses thérapeutiques des patients par l'imagerie de l'hippocampe en voyant à quel degré anatomique les changements sont fixés ou réversibles, ainsi qu'en suivant comment les réponses à la psychothérapie sont corrélées avec les niveaux de CRF (facteur relâchant une hormone sécrétée par l'hypothalamus) et des glucocorticoïdes ».* Ce qui est discuté par ses collègues[46].

L'effet d'un traumatisme précoce modifie durablement le taux de glucocorticoïdes ce qui entraîne la fixation de procédures qui peuvent entraîner des pathologies graves. Bien connaître l'effet de ces corticoïdes sera utile en cas de besoin de médicaments : cet effet est lié à cette substance chimique. C'est ce que veut dire le "réductionnisme". De même le fonctionnement du conditionnement classique le plus élémentaire comme le retrait du pied dès qu'il est touché chez un tout petit vers marin ne possédant que 20 000 neurones (l'aplysie) se retrouve jusque chez les êtres humains pratiquement inchangé !

---

[45] KANDEL E., 2002. "La biologie et le futur de la psychanalyse" in : *Évolution Psychiatrique*, 2002, vol 67, p.40-82

[46] CHAPEROT C., CELACU V., PISANI C., 2005. "Réflexions à propos des thèses et des propositions de Kandel relatives aux liens possibles entre psychanalyse et neurosciences, pour la défense d'une irréductibilité de l'objet." In : *Évolution Psychiatrique*, 2005, Vol. 70, p.131

Je précise que dans ce cas comme dans beaucoup d'autres conditionnements, le pattern des connexions est fixé une fois pour toutes, mais la force des connexions ne l'est pas, elle varie en fonction du nombre de réactivations de ce pattern, des renforcements ou affaiblissements des connexions "proches". Cependant cette force n'est jamais nulle même très longtemps après la mise en place du conditionnement, même après un début d'extinction, même après un solide apprentissage antagoniste. Le réflexe occasionné par une peur conditionnée peut toujours réapparaître s'il arrive inopinément une situation de grande intensité émotionnelle. Cette situation peut advenir à la suite d'un mouvement transférentiel intense au cours d'une analyse. Il devient possible, alors, de resituer cet automatisme dans un contexte historique en lui donnant une figuration.

Les changements dans l'équilibre des systèmes défensifs auxquels nous avons à faire modifieraient l'organisation physiologique des neurones, ceux de l'hippocampe en particulier. L'action de la thérapie analytique serait-elle, selon l'expression des neuropsychologues, un processus "top down" ? C'est à dire qui part du sommet de la complexité pour influencer les éléments les plus particuliers ? Mais aussi une modification de la psyché aboutissant à une vie psychique améliorée ? selon le vœu de Freud qui souhaitait *« attirer l'attention sur l'importante médiation qu'édifie la psychanalyse entre la biologie et la psychologie ».* Voici quelques éléments qui pourraient aller dans ce sens.

Avec Bernard Lechevalier[47] on peut constater les changements dans le volume d'un ensemble de noyaux sous l'effet d'un apprentissage intensif et d'une pratique continue d'un instrument de musique. La musique requiert en effet un développement des aires motrices et de leurs connexions avec les aires acoustiques ainsi que tout ce qui est requis pour la création et la composition. On a vérifié cet "épaississement" des aires motrices chez des violonistes, des pianistes, par une observation à l'IRMf.

---

[47] LECHEVALIER B., 2003. *Le cerveau de Mozart.* Paris, Odile Jacob

Réciproquement le dysfonctionnement d'un système intermédiaire, comme, par exemple, la calcification des amygdales, empêche de ressentir la peur, ce qui entraîne chez un sujet, sain par ailleurs, un déséquilibre relationnel comme le montre Damasio (1999, p.69). La création des liens entre une émotion et une représentation suppose que la mémoire de travail puisse très rapidement activer des connexions entre des engrammes dispersés : l'intégrité des circuits nerveux lui est indispensable. Analogiquement, dans le modèle freudien, il en va ainsi pour le retour du refoulé. Celui-ci est conçu comme une réunion de la représentation et de l'affect séparé d'elle par dissociation et répression puis déplacée (réaffectée) sur une autre représentation (et pas seulement mise en latence ou réduite à l'état virtuel).

Freud a commencé sa recherche en neurologie par l'étude des aphasies : l'impossibilité de récupérer un mot ou de prononcer un mot peut venir d'une atteinte de certains noyaux nerveux du fait d'une calcification, d'une hémorragie, d'un choc qui détruit une partie du cerveau. Mais il a découvert que ce même symptôme pouvait, sans atteinte cérébrale, manifester un moment de refoulement de la représentation ou du fantasme que ce mot pourrait amener à la conscience par association.

Cette alternative concerne tout autant les neuropsychologues que les psychanalystes. De même, la conversion hystérique n'est pas toujours, en clinique, facile à discerner d'une atteinte physiologique effective. Enfin même les maladies somatiques avérées ne sont pas sans composantes et influences psychiques.

La clinique psychanalytique m'apparaît comme ne pouvant pas isoler ces deux approches, psychanalytique et neuropsychologique, sous prétexte de pureté épistémologique. Il est sûr qu'un médicament ne remplacera jamais une analyse du transfert, mais parfois il la rendra possible en se substituant, même provisoirement, au pare-excitations. Si le recours de l'analyste ou du patient à des dispositifs thérapeutiques neuro-cognitifs en marge de la cure analytique, ou en vue de la remplacer, peut représenter une résistance au processus analytique, la méconnaissance des procédures et de leur caractère souvent automatique et non refoulé, peut engager la cure psychanalytique vers une réaction thérapeutique négative insurmontable.

CINQUIÈME PARTIE

EN SE RAPPROCHANT DE LA CLINQUE

Je vais examiner quelques “évènements cliniques” pour réfléchir à l’intérêt de la neuropsychologie quant à l’écoute des patients en analyse ou en psychothérapie analytique et quant à l’interprétation du transfert. Comment aider le patient à trouver l’articulation entre ce non-conscient et l’inconscient dynamique de façon à reconnaître les angoisses primaires qui ont suscité les procédures sous-jacentes aux difficultés pour lesquelles il est venu consulter ?

Je rappelle mon hypothèse : L’inconscient dynamique s’est organisé, en partie, pour s’adapter à ces réactions “automatiques” biologiques, les moduler ou les exagérer, les modifier et les utiliser comme étayage. L’autre partie du travail de l’inconscient - préconscient est consacrée au développement de la complexité psychique en relation avec la curiosité et les liens avec l’objet et l’environnement.

PROCESSUS DE DÉFENSE DU MOI

En 1926, dans “*Inhibition, Symptôme et Angoisse*” Freud écrit à propos du refoulement originaire qui est “l’attracteur” de ce processus d’oubli précoce : *« J’ai exposé ailleurs que la plupart des refoulements auxquels nous avons affaire dans le travail thérapeutique sont des cas de post-refoulement. Ils présupposent des refoulements originaires ayant eu lieu auparavant qui exercent sur la situation présente leur influence attractive ». (O C., XVII p. 212).*

L’idée de procédures de défense, de protection de l’organisme mises en place antérieurement à la distinction des instances psychiques, donc “originaires”, pourrait rejoindre l’hypothèse de Freud. Leur “attraction” vis-à-vis du Moi tient à ce qu’elles constituent des systèmes sensorimoteurs de survie. Elles sont en quelque sorte des prototypes pouvant servir d’étayage aux pulsions aussi bien qu’aux défenses contre elles : celles-ci se formeraient à partir de l’organisation des procédures qu’elles développeraient à mesure que s’opère la complexification des réseaux nerveux. Cette complexification engendre de nouvelles capacités de relations avec l’environnement. Elles-mêmes retentissent alors sur l’organisation des processus psychiques par l’évolution des étayages qu’elles leur fournissent.

On peut penser en même temps que, dégagé d’une partie des “post refoulements”, le patient se heurte plus directement à la fixité du câblage des systèmes neuronaux qui assure la structure et la stabilité du fonctionnement mental et du style relationnel du sujet. Ce dernier s’oppose alors à certains changements essentiels comme le serait la modification de l’ampleur des réactions anxieuses et de la “jouissance” qui leur était attachée. Le masochisme est à la fois une nécessité pour supporter la vie et une résistance au changement.

L’INTÉGRATION DU NON-CONSCIENT

Mimétisme et postures

Au début de l’analyse de certaines personnes, on a le sentiment qu’elles arrivent soumises à une contrainte qui ressemble à une procédure d’immobilisation ; celle-ci est une des attitudes prises automatiquement pour tenter d’éviter d’être agressée ou simplement “en proie” à la menace de punition ou à un ordre de se tenir tranquille par un parent ou un supérieur autoritaire ou obsessionnel. On découvre plus ou moins rapidement que ces personnes subissent l’emprise d’un personnage (imago) dont elles doivent réaliser l’idéal, mais qu’en même temps ce personnage leur refuse de façon systématique les moyens d’y parvenir. Cette soumission a été obtenue par la séduction narcissique qu’exerce le personnage (“j’ai besoin de vous pour exister, sans vous je ne peux pas vivre, je n'ai encore pas rencontré quelqu'un avec qui je me ressente dans un partage si profond..."). P.C. Racamier (1992)48 [1] avait souligné l'importance de prendre en considération ces procédures paradoxales : 'immobilisation', 'soumission rapide aux injonctions de ce personnage'...

Par exemple une de ces personnes a été contrainte dès sa toute petite enfance d'organiser ainsi ces procédures automatiques et conditionnées pour stopper le développement excessif de son angoisse. Après un temps plus ou moins long d'analyse, elle laisse exploser ses émotions. Celles-ci semblent hors contexte et les affects surgissent en séance non plus dans le "présent de la séance", mais dans "l'actuel", le passage à l'acte, comme si la conscience de soi dans un lien entre le passé et une représentation de l'avenir était brusquement altérée : les paroles, les silences mêmes sont des gestes, le corps se montre comme pour échapper à une emprise et au désespoir.

L'interprétation qui rapporterait ce comportement à une représentation du passé, processus psychanalytique : personnage, scène traumatique, ou même expression verbale signifiante dans le discours récent du patient, à ce moment-là, ne conduirait pas à la levée de refoulements sur des souvenirs inconnus jusqu'ici. Ces éléments qui ont pu être ramenés à la conscience au cours de l'analyse avec efficacité, semblent, à ce moment inutilisables. La rage domine, elle est même renforcée par des interprétations qui risquent de maintenir ces processus de refoulement, de clivage et même de projection qui ne fonctionnent pas, ne parviennent pas calmer le sujet.

Lors de ces crises d'opposition vive et soudaine, l'agressivité s'exprime, la destructivité est manifeste. Dès le commencement de l'analyse, certes, ces personnes se montrent revendicatives, attaquent le cadre, s'arrangent pour que l'analyste soit toujours au bord de la colère ou du découragement.

[48] RACAMIER P.C., 1995. *Le génie des origines*. Paris Payot et 1992 et L'inceste et l'incestuel. Paris, Editions du Collège.

Après coup analyste et analysant s'aperçoivent qu'il s'agissait d'un changement de niveau des processus qui s'imposent à l'attention comme si quelque chose d'inaperçu, d'inattendu, mais pas d'inconnu ni de refoulé exigeait d'être écouté et pris en compte avant de se séparer. Pas inconnu puisque le style du comportement verbal du patient, de ses récits, était déjà affecté par les traits de caractère qui s'amplifient brusquement, pas refoulé parce qu'il s'agit alors de postures et de procédures jusque-là sous-jacentes.

Ces réactions émergent au plan du langage manifeste et de l'agir en séance. Les patients exigent avec une émotion très forte le contraire de ce qu'ils demandent ou bien s'installent brusquement dans un retrait buté, mimant une forte culpabilité ou un sentiment d'être persécuté au moment même où une certaine liberté de parole en séance et de mouvement dans leur vie professionnelle apparaissent. Processus d'identification à l'agresseur ou bien phobie du vide apparue suite à l'adoucissement des interdits provoqué par la cure… Ou bien la terreur d'avoir à tuer son analyste pour naître. Sauf que c'est précisément l'interprétation de ces processus et de ces affects qui a permis l'apparition brutale de ces imitations massives de l'auteur premier de ces injonctions paradoxales. Celles-ci ne ressemblent plus au déplacement d'un scénario organisé, mais à une réaction en tout ou rien, effaçant toute transitionnalité, comme si les procédures du premier âge, comme la rage du nourrisson frustré et impuissant à bloquer la détresse de la séparation par exemple, avait envahi et capturé les processus psychiques d'attente et de reconnaissance des différences…

Stratégies et procédures

Voici quelques exemples de procédures pouvant être utilisées isolément ou articulées entre elles. Il ne s'agit pas de vignettes cliniques, mais de montages possibles utilisables par divers types de personnes.

La posture, ci-dessus, par exemple, le mimétisme de la culpabilité, est donc une utilisation non consciente de la procédure d'immobilisation, elle est une stratégie innée donc fixée avant tout refoulement, renforcée par l'expérience de séquences répétitives de relations avec l'entourage sous le mode de conditionnements "protégés" par des boucles neurales "anti-extinction" qui se sont formées lors de la mise en place du lien associatif qui constitue chaque réflexe (J. LeDoux). Ces boucles anti-extinction, par ailleurs, sont en elles-mêmes très utiles dans la mesure où elles garantissent la solidité des réflexes conditionnés et des apprentissages nécessaires à la survie quotidienne ce qui ne simplifie pas le discernement entre les résistances au changement inadaptées et les enrichissements des savoirs faire.

La culpabilité inconsciente qui a beaucoup préoccupé Freud tellement elle est inadaptée voire invalidante pourrait avoir sa préforme et sa préhistoire dans une procédure héritée, à l'instar des petits mammifères, avec la panoplie des procédés pour échapper aux prédateurs et modifiée par les interactions très précoces avec l'environnement dans lesquelles elle serait mise en œuvre. Cette procédure est inscrite dans le système cérébral appelé SIA (système inhibiteur de l'action) activé lorsque la lutte ou la fuite apparaissent impossibles et que le choix d'un comportement le moins dangereux est de bouger le moins possible. La culpabilité inconsciente procurerait, en plus, un "bénéfice" du fait de donner au sujet le sentiment, processus psychique, d'avoir été "actif" s'il se sent coupable, parfois même sans savoir de quoi et du coup non passif dans la conduite de sa vie ! La passivité étant une des situations les plus difficiles à supporter.

L'environnement agit surtout par le conditionnement à partir duquel s'est formée l'angoisse au surgissement d'une configuration récurrente comprenant l'indice "regard d'un plus haut", ou surgissement d'un uniforme qui réactive l'affect de peur spécifique qui lui est lié et le pousse à disparaître dans le groupe, ou se perdre dans la foule.

Par un effet d'après-coup, le sujet "justifie" à ses propres yeux la prise de cette posture : la culpabilité imitée, l'attitude "être terrifié" qu'il a prise automatiquement lorsque la caractéristique "un plus haut qui appelle", a déclenché la procédure d'immobilisation mentale et physique. Il préfère se vivre comme coupable plutôt que comme soumis à un automatisme qu'il ressent comme une dépendance vis-à-vis de l'extérieur.

La crise de panique, même au cours d'une séance de psychothérapie est une autre forme que prend l'angoisse : l'analysant ressent la moindre parole de l'analyste comme un regard et une menace pour son existence. Continuer des associations libres comme il pense que le thérapeute l'exige, le plonge dans l'effroi comme s'il allait dévoiler sa propre présence, se montrer et se mettre en danger. L'angoisse de s'exposer évoque, au niveau secondaire, la peur de la castration, mais sa persistance qui, la plupart du temps, résiste à toute analyse classique, provient sans doute, elle aussi, de son étayage sur la procédure d'auto-immobilisation et de repli sur soi devant une demande à laquelle il croit devoir répondre avec sa propre substance.

Mauro Mancia[49] donne une illustration détaillée de la mise en œuvre d'une procédure de ce type : *« La semaine précédant mon absence, (annoncée bien à l'avance), Miss F. ne s'était présentée à aucune des quatre séances sans m'avertir, tandis qu'elle est ponctuellement arrivée le lundi de la semaine où j'étais absent. A mon retour, au terme de 15 jours où nous ne nous étions pas vus, Miss F. pénètre dans mon cabinet avec un visage fermé, dur et plein de colère, décoche un coup de pied au divan et s'y allonge bruyamment (elle attaque). Elle cambre le dos en se raidissant et commence à m'insulter d'une voix stridente de petite fille pleine de rancœur... A cet instant précis de dissonance, la provocation de son accès de rage aiguë et hurlante et les insultes qu'elle m'adressait avaient créé en moi*

[49] MAURO M., 2008. "La mémoire implicite et l'inconscient non refoulé : leur rôle dans le processus thérapeutique." *Conférence à la SPP*. Citée par Netter, in *RFP* 2008-1 p. 53

un certain ressentiment et un évident malaise émotif... de plus elle annonce qu'elle ne viendra plus en analyse (elle fuit) ». (*op.cit*. p. 53)

Du dialogue instauré par Mauro Mancia avec sa patiente je ne retiendrai que la conclusion. Sa patiente avait fait déjà plusieurs années d'analyse à quatre séances par semaine. Pendant ces années elle avait montré beaucoup d'agressivité, exprimé de nombreuses fois des récriminations diverses puis une sérénité s'était installée permettant une attention pour son activité psychique.

Elle avait analysé régulièrement les sentiments provoqués par les départs de son analyste. Cette fois ci elle se laisse dominer par la violence de ses affects et les passages à l'acte qu'ils entraînent dans un actuel en rupture avec le contexte récent de son analyse. Mauro Mancia lui dit alors : *« vous êtes la petite fille de neuf mois qui a cru que j'avais disparu »*. Il ne rattache pas les paroles, les sentiments et les mouvements corporels à des souvenirs ou fantasmes déjà évoqués par le passé. Il montre à sa patiente qu'elle "est" (et non "se conduit" comme) la petite fille dont elle ne se souvient pas. Quelques séances plus tard, elle raconte un rêve : *« C'est exactement comme cela... dans le rêve j'ai senti que j'étais cet enfant de neuf mois laissé tout seul... vous étiez mon vieux chien qui comblait le vide laissé par ma mère... »*

La nomination de cette dissonance dans l'intemporalité relative de la séance et dans le dialogue direct entre Mauro Mancia et sa patiente a remis la procédure d'attaque dans un contexte actuel et transférentiel à propos d'une attitude d'un personnage de rêve. Ceci a donné vie au processus de figuration longtemps recherché en vain par cette personne soumise à la répétition de schémas émotionnels et comportementaux coupés de tout contexte historique, spatial et temporel.

Un autre aspect bien connu, du déclenchement de ce genre de crise et de la "libération" par rapport aux automatismes tiendrait au fait même "d'aller mieux", le patient éprouverait un sentiment d'étrangeté très angoissant et se retournerait vers ou contre l'analyste : cette libération est vécue comme la perte du rattachement aux parents. En effet le conditionnement à l'ambiance familiale originaire pré et périnatale pousse à s'accrocher aux moyens de la reproduire. Par exemple le réflexe de se jeter au milieu des parents qui se disputent violemment non pas pour régler leur conflit, mais pour partager l'excitation et ne pas être abandonné. L'intérieur et l'extérieur du groupe sont encore mal délimités et le temps n'existe guère.

Les postures et les procédures du patient vont se mettre en scène dans la forme de la crise. Une figuration se construira capable d'éveiller l'affect désiré chez le psychanalyste en réponse au sien. Mais c'est la parole de l'analyste qui va rendre opérant tout ce travail en traduisant l'agir. Il énonce ce que la mise en scène évoque pour lui de l'affect et du traumatisme précoces en donnant un contour à ce qui n'a pu se constituer en souvenir. La mise à jour de cette inscription dans la mémoire implicite permet de transformer cette crise en un basculement vers la fin de la cure.

Une part du développement psychique semble donc consacrée à lutter contre la disproportion des réactions automatiques de survie transmises par les générations précédentes et modifiées par les apprentissages les plus précoces. Les défenses du moi auraient, parmi leurs fonctions, celle d'assouplir ces procédures, de les intégrer à son besoin de cohérence en les rendant plus adaptées au contexte de son existence quotidienne. Le moi, lorsqu'il a été débordé par les excitations dues aux traumatismes précoces, renforcerait au contraire la stéréotypie de ces procédures.

Parmi les moyens de renforcement de la fixité des procédures par les processus de l'inconscient dynamique on peut penser aussi à l'érotisation de la souffrance dont le masochiste tire une gloire, ce qui alimente la compulsion de répétition laquelle s'oppose à l'extinction des conditionnements enregistrés dans la mémoire procédurale. Un des objectifs de la cure psychanalytique serait alors de dégager le patient de la rigidité de ces processus afin de le rendre plus apte à contenir puis à utiliser les automatismes des procédures indispensables à son maintien en vie.

Dénégations et procédures non conscientes

Le fait que la perception consciente ne soit pas toujours nécessaire pour repérer un objet, s'en faire une représentation opérante suscitant des émotions, peut nous aider à reconsidérer certaines réactions. Par exemple certaines dénégations de nos patients qui ne sont alors ni des mensonges ni des levées partielles de refoulement, mais des réponses câblées dans les circuits cérébraux comme le circuit de l'angoisse câblé et efficient dès la fin de la grossesse, circuits renforcés par des expériences précoces dont les empreintes ne peuvent pas être modifiées par des levées de refoulements ni même des assouplissements de clivages, car elles n'en sont pas le produit.

Considérer que certaines émotions et ce qu'elles déclenchent sont du domaine du non-conscient permet de mieux comprendre comment certains patients mettent en route des réponses émotionnelles corporelles et aussi comportementales vis-à-vis de l'entourage lors de l'éveil d'une motion pulsionnelle. L'éveil du transfert se produit alors à la perception d'une caractéristique de cette motion qui "fait croire" au moi qu'il est en danger. Ce dernier déploie alors son système de défense sous forme d'attaque systématique. Lorsque l'analyste permet de relier la procédure d'attaque non-consciente et le refoulé (et pas seulement le retour actuel du refoulé) l'interprétation a plus de chance d'être "mutative". L'exemple donné par Mancia est très éclairant à ce sujet.

Répétition et désensibilisation : Phobie, apprentissages contraphobiques, apprentissages antiphobiques

Le Dr Jean Cottraux[50] écrit que l'utilisation de la procédure de désensibilisation ou d'habituation est fondée sur le schéma neuronal des circuits courts et longs pour guérir les phobies par un appareillage comportementaliste. La comparaison permet de situer les deux utilisations : procédures neuropsychologiques et processus psychanalytiques.

L'apprentissage d'une stratégie d'évitement, antiphobique : voici un extrait de cet article : *« Deux jeunes femmes acceptent d'essayer cette nouvelle technique. Elles souffraient d'une phobie de l'avion. Elles avaient échappé à la mort dans la catastrophe du Boeing de la Suisse-Air au départ des USA, du fait d'avoir changé d'embarquement au dernier moment. Obligées, plusieurs mois après de reprendre l'avion pour des raisons professionnelles, elles consultent le docteur Cottraux cinq jours avant le départ, complètement affolées. Quatre jours plus tard, elles sont moins anxieuses. Finalement, elles prennent l'avion. À l'aller, le voyage est un peu difficile, mais sans excès. Au retour, elles n'éprouvent plus aucune anxiété : leur niveau de stress est redescendu au-dessous de celui atteint juste après le crash ».*

La phobie est une pathologie complexe que l'on ne parvient pas toujours à traiter. Elle se distingue de la simple anxiété laquelle correspond à une réaction adaptative naturelle devant un danger possible. Au contraire, la phobie est invalidante pour la vie quotidienne. Elle oblige l'individu à un évitement radical de ce qu'il redoute en le rendant incapable de s'en approcher.

Les thérapies comportementales et cognitives, se fondent sur le principe de désensibilisation par exposition. Au cours des séances, on essaie d'habituer graduellement le patient au stimulus générateur d'angoisse.

---

[50] COTTRAUX J., 2005. Le déroulement de la thérapie par la réalité virtuelle. *La Recherche*, mars, n°384, p. 40

Le thérapeute fait d'abord imaginer au patient des situations de plus en plus intenses. Puis il le place face à des environnements réels (dans le service cité plus haut, ils sont simulés par un environnement virtuel) jusqu'à ce que l'angoisse disparaisse par extinction du réseau de liens conditionnés établis suite à un traumatisme important. Après l'exposition, chaque séance s'accompagne d'un échange verbal avec le patient afin de modifier par le raisonnement son interprétation erronée du danger : il s'agirait là d'une stimulation du cortex préfrontal, principale localisation de procédures de discernement et de décisions.

Plusieurs recherches de neuropsychologues ont récemment montré qu'il n'y a jamais d'extinction complète d'une peur conditionnée comme celle-ci. Des mises en place de circuits anti-extinction sont établies en même temps que le conditionnement, des neurones sont alors assemblés en boucles sur le parcours du faisceau empêchant l'influx nerveux de revenir en arrière. Cependant de nouveaux apprentissages peuvent contrecarrer l'excitation du circuit court de la peur, surtout lorsque la phobie est " occasionnelle ". Pour les cognitivistes il faut apprendre à se servir de son cortex préfrontal pour devenir "raisonnable" et entreprendre des apprentissages s'opposant aux liens tissés par des chocs violents ou par des répétitions fréquentes sur lesquels peut se développer un processus compulsif de répétition.

Mon point de vue de psychanalyste

Le sens de la phobie n'est envisagé par cet article que comme le fait d'un traumatisme suffisamment fort pour entraîner la liaison entre les perceptions de l'objet, l'avion, et un événement brutal, l'évitement involontaire de la mort qu'ont subie d'autres personnes. Prendre l'avion pour la même destination que la fois précédente déclenche la procédure d'évitement suscitée par la terreur reliée de façon automatique (réflexe conditionné) à cet avion avant toute possibilité de réflexion et de répression de cette peur paralysante, ce qui l'apparente à la crise de panique, elle-même ajoutant un processus de culpabilité du survivant sauvé par une distraction (arrivé en retard).

Certes ce point de vue du conditionnement est très important pour nous comme dans l'exemple que je cite plus haut, celui de l'immobilisation par sentiment de faute (même inexistante) devant un "supérieur qui convoque". La grande différence, du moins face à ce texte neurocognitiviste, c'est que l'influence d'un traumatisme actuel ne vient que régénérer l'engramme d'une réaction de survie bien antérieure. Il s'agit le plus souvent du transfert (déplacement) de l'angoisse liée à une expérience ancienne, complexe, non figurée jusqu'ici et à laquelle "l'accident" donne une figuration, une "réalité" et une justification qui inhibe les systèmes de régulation de l'intensité des émotions. Sa complexité est faite du rassemblement de plusieurs émotions, comme ici, la culpabilité, la colère, et la honte du survivant autour de la peur de la répétition de l'accident.

Comment, sans expérience de l'analyse, peut-on se rendre compte de toutes ces surdéterminations ? Tous les phobiques ne peuvent pas passer des années sur un divan ! Alors il me reste la question : est-il vrai que l'on peut déconditionner les gens en quelques séances de EMDR. Peut-on déprogrammer l'amygdale dans son lien au thalamus en mettant les phobiques face à l'objet manifeste de leur angoisse paralysante ? Peut-être, après tout que le transfert plus ou moins hypnotique sur le thérapeute dans un moment d'affect très fort pourrait opérer un suffisant déplacement de l'angoisse pour qu'elle se faufile ailleurs ?

L'INCARNATION DES PROCÉDURES

Se voir pour être

Les personnes dont les fantasmes ne peuvent se constituer, prendre vie et se développer comme activité psychique qu'après avoir été "vus", les mettent en scène grâce à la figuration qui se construit dans l'action. Il ne s'agit pas seulement d'un passage à l'acte, mais aussi d'un passage par l'acte, une "expérience". En outre cet acte n'est pas ponctuel, il consiste en l'établissement soudain d'une relation dont la stabilité déconcerte l'analyste s'il ne le ressent et ne le conçoit que comme une résistance. Ces patients, en effet, commencent leur analyse dans un transfert aussi massif que confus. Immédiatement, ou après une courte période, ils s'accrochent à un partenaire du même sexe ou du sexe opposé suivant les cas. L'établissement de cette relation les "occupe" beaucoup : une liaison qui devient houleuse leur permet de décrire à l'analyste certains comportements. A travers ces récits se met à jour, peu à peu, la jouissance (niée) qu'ils tirent de leurs suites de brouilles et de réconciliations, de rejets et de fascinations, de mépris et de vénération. Ces mouvements affectifs, "passionnels", apparaissent liés, au bout de plusieurs mois voire de plusieurs années, à ce que le partenaire a pour fonction d'incarner : les traits de l'imago composite (patchwork de plusieurs parties de personnages de l'enfance) qui les hante depuis toujours.

Ces traits sont souvent à l'emporte-pièce : ce sont des caractéristiques. Le patient opère, à cette occasion, un délestage de l'énergie qu'il ne peut plus contenir en lui du fait du surcroît d'excitation apporté par le processus psychanalytique. Ce faisant il laisse venir au jour les caractéristiques des personnages qui figurent dans son récit, caractéristiques qui se sont coagulées dans une imago composite. Souvent cette composition inclut des traits appartenant à plusieurs générations. Le transfert de cette composition sur une personne extérieure qui double l'analyste est une tentative de décondensation de cette imago par le détour de procédures qui mettent en scène ses divers aspects. L'interprétation consiste alors à verbaliser ces procédures mises en œuvre dans le hic et nunc de la séance et précédemment figurées par le récit du comportement extérieur au cadre de la séance.

En d'autres termes il est utile de montrer le détour par l'incarnation dans le scénario extérieur stable du fantasme organisateur de la répétition dans le comportement. Ce fantasme devient figurable, processus visible dans le transfert. Si l'on se fixe sur l'aspect résistance à parler directement à l'analyste de ses émotions et représentations, on risque d'établir un court-circuit et une situation paradoxale répétant des injonctions parentales et les paradoxes issus de la relation à l'imago composite ("il faut éviter de parler..."). Le patient peut se sentir incapable de répondre à l'appel de l'analyste comme il lui a été impossible d'échapper à l'emprise de l'imago. Il risque de se livrer à un apprentissage de ce qu'il faut faire pour éviter de contrarier l'analyste et pour le faire parler à son tour en jouissant d'avoir une emprise sur lui, ne serait-ce que de temps en temps.

Se heurter au caractère

Pour des raisons de rigidité caractérielle, d'autres patients ont des difficultés à opérer ce déplacement transférentiel sur une situation complexe à la fois extérieure au site et intérieure à la situation analytique. Freud écrivait dans : "*La disposition à la névrose obsessionnelle*" (1913, OC, XII) : *« Dans le domaine du développement du caractère, nous devons rencontrer ces mêmes forces pulsionnelles dont nous avons découvert le jeu dans les névroses. Mais un fait nous suffit pour établir une nette séparation théorique : ce qui est propre au mécanisme de la névrose, l'insuccès du refoulement et le retour du refoulé, fait défaut pour le caractère. Dans la formation de celui-ci ou bien le refoulement n'entre pas en action, ou bien il atteint sans encombre son but qui est de substituer au refoulé des formations réactionnelles et des sublimations. C'est pourquoi les processus de formation du caractère sont moins transparents et moins accessibles à l'analyse que ceux de la névrose ».* (*op.cit*.p. p.195)

Si un analysant demande de façon répétitive d'aller aux w.c. avant de passer dans votre cabinet il finira bien par évoquer l'excitation de ses pulsions, homo-érotiques et homosexuelles suivant le moment, par le biais de l'angoisse qu'il éprouve devant le vide que constitue pour lui notre écoute flottante. Il refoule son envie de s'engouffrer dans cette béance, mais il pourra supporter le plaisir de notre présence : il a développé une névrose fondée sur des processus psychiques avant tout.

Des personnes, comme celles dont Freud parle dans ce texte, ne pourront pratiquement jamais parler ce transfert direct : le rapprochement ne pourrait que renforcer l'incapacité caractérielle à supporter la proximité. L'angoisse de réunion que des arrachements précoces ont provoquée est une réaction automatique, primitivement de survie. Elle reste non conscient au sens neuropsychologique décrit plus haut. Cependant on peut l'aborder de façon détournée en favorisant l'explicitation de situations actuelles, principalement celles "vécues" au cours d'une séance et racontées avec des phrases dont l'organisation parait à l'analyste répétitive et finalement faisant écho à un ensemble de souvenirs de situations passées, éventuellement mises en relation avec une réaction dans la séance. La répétition de la description par le patient de ce schème de comportement au travers de situations actuelles diverses reliées seulement par l'analyste, peut amener un assouplissement et une prise de distance intérieure qui rendra la vie du patient et de son entourage, moins dominée par la peur anachronique et donc moins douloureuse.

Lorsque j'ai installé mon cabinet, j'avais mis une moquette en pure laine claire qui demanda son remplacement au bout d'une dizaine d'années. En attendant de trouver une solution qui me convienne, j'ai mis deux morceaux de moquette écossaise aux endroits les plus sales de la moquette claire. Émilie, chef de service dans une grande entreprise, ne supportait aucune contradiction dans sa vie courante, disait-elle, comme dans les séances d'analyse. Je la sentais barricadée, toujours sur le pied de guerre pour éloigner les proches, même et surtout ceux qu'elle aimait, elle se décrivait comme une teigneuse. Alors qu'aucun de mes clients n'avait fait de réflexion, la vue de ces morceaux de moquette a fait une brèche dans sa barricade en lui donnant une occasion de se moquer de moi de façon ambivalente pour la première fois. Jusqu'ici, elle ne connaissait que le clivage bon/mauvais, amour ou haine, qu'elle maintenait par son "mauvais caractère". En fait par sa phobie de la proximité et du contact.

Pendant quelques séances elle se plaignit :
- *« Lorsque je dis ou sens quelque chose, je m'accuse moi-même automatiquement : "Tu dis cela alors que c'est du contraire dont il s'agit", il faut dire que l'on m'a tellement rabâché cela, mes amis, mais aussi ma mère »*

Quelques séances plus tard, Émilie entre, s'allonge et déclare :
- *« Ça fait plusieurs séances que je veux vous parler de cette moquette qui cache une autre moquette, qu'est-ce que vous voulez protéger ? Là je prends une revanche : c'est l'arroseur arrosé ! On m'a si souvent dit que ce que je faisais cachait le contraire... J'établis ainsi une connivence sympathique avec une figure mystérieuse. Je vous statufie ! Non heu ! Je vous idéalise... Vous êtes propre, pur... vous êtes à la place du Commandeur ».*

Une double jonction s'établit ainsi : d'abord entre la représentation de la moquette, une chose, qui cache son contraire, représentation repoussée dans le préconscient où elle rencontre une représentation de mot, "cacher", dont la surdétermination en fait un signifiant. Ensuite, le signifiant caché éveille et attire une motion pulsionnelle inconsciente qui cherche à rejoindre le sujet qui cache, ici l'analyste. Le mot "protéger" lui saute à la gorge lorsqu'elle re-voit mon morceau de moquette, il lui permet de se venger sur moi tout en pouvant m'exprimer de la tendresse. Elle peut m'agresser tout en me protégeant.

Un pont est jeté entre nous : son désespoir de ne pouvoir jamais être directe vis-à-vis de son objet relationnel au point de ne plus discerner depuis longtemps ce qu'elle ressent vraiment d'avec "ce qu'on lui dit qu'elle ressent".

Nous avons vécu chacun une régression au désespoir de l'enfant incapable de changer efficacement quelque chose pour être présentable et qui renverse la situation en son contraire dans son discours. L'ambivalence peut remplacer l'attaque automatique qui était imprimée dans sa mémoire procédurale. La source de sa phobie du contact apparait alors : *« Je ne peux pas imaginer qu'ici, sur votre divan, je vais découvrir de l'affection pour ma mère ! »*

Le clivage vient de céder. Elle peut tolérer le mélange des pulsions affectueuses et haineuses d'abord vis-à-vis de moi puis de sa mère. Jusqu'ici elle avait bâti tout un système de défense de type caractériel (automatique) de façon à faire ressembler sa mère à une accusatrice permanente, le Commandeur, devant laquelle elle ne pouvait qu'attaquer au moindre indice de rapprochement. Cette réaction irrépressible appartient aux procédures non conscientes de l'âge pré-verbal. Le retour d'un refoulé n'est pas possible, encore moins la disparition d'un clivage très précoce de la relation avec l'objet primaire tant que le contenu et l'influence de cette mémoire implicite et procédurale ne sont pas reconnus dans le transfert.

Le contre-transfert ne sera pas absent de cette découverte-reconstruction. J'ai été, moi aussi confronté à l'objet matériel. Dans le mouvement qui va en faire une médiation, il a pris une dimension nouvelle : il a provoqué chez moi un réaménagement de la perception de mon "espace vital". J'ai été d'abord choqué du jugement émis sur ma façon d'aménager ou de soigner mon "intérieur" et sa présentation, mais surtout j'ai été dépaysé sur mon propre territoire et confronté au même réflexe d'évitement : dans un premier temps j'ai fait comme si cette moquette n'avait aucune importance.

Rendu sensible à cette utilisation de cet objet par Émilie, j'ai pu l'aider à en faire une médiation entre elle et moi. L'inconscient, très agissant, était indécelable, il s'agissait de l'engramme de la relation perturbée du toucher avec l'objet primaire qui déclenchait la peur et l'attaque irrépressible devant une approche globale (mémoire procédurale). Dans un second temps, pour éviter cette attaque qui surgissait à tout propos, Émilie utilisait les ressources de l'inconscient dynamique : elle retournait l'attaque contre elle-même et aussitôt contre celui qui l'approchait, double retournement qui masquait à la manière d'un clivage la dissociation entre l'affect positif et l'affect négatif.

Ici le clivage est maintenu par le refoulement, deux processus dynamiques permettent à l'attaque automatique (aspect non conscient du comportement d'Émilie) de rester limitée dans ses conséquences, même si elle gâche sa vie relationnelle. L'analyse dissociera les deux ordres de processus inconscients et lui permettra d'accéder à l'ambivalence qui les articule.

L'analyste pourra, comme dans les vignettes cliniques rapportées plus haut, intervenir à la façon du psychodrame, restant dans le hic et nunc des séances du fait de l'impossibilité d'évoquer un souvenir autrement que sous la forme d'une réaction émotionnelle et comportementale conditionnée. Il ne s'agit pas de ce qu'on appelle une thérapie comportementaliste fondée sur des injonctions visant à déshabituer le patient de la liaison conditionnante ou de lui apprendre une nouvelle forme de comportement, mais de reconnaître ce qui est inconscient comme tel, activé dans cette sorte de transfert émotionnel.

À certains moments de difficulté inattendue dans les analyses, la distinction entre ces deux types d'organisations mentales peut permettre de se poser la question : le patient est-il surtout dans une communication entre les instances entravée par des refoulements, déplacements, et répressions, ou dans une prédominance de réponses non conscientes à la perception de "caractéristiques" communes à plusieurs imagos projetées à tout bout de champ dans le monde extérieur (y compris le site analytique) hors de tout contexte ?

Le respect des temporalités

Les séquences et les décalages temporels ont une grande importance en neuropsychologie : renforcements des synapses pour la mémoire, transmission des noyaux de la base vers les cortex et réciproquement.

- Temps pour séparer le Stimulus Conditionnel et le Stimulus Inconditionnel, de même que pour l'extinction des liaisons conditionnantes établies par une émotion très forte, ou, au moins, pour apprendre à inhiber les conséquences de ces liaisons.
- Temps pour "mobiliser " de nouveaux ensembles de neurones, éventuellement comportant des neurones venant d'être "occupés" dans une autre coalition.
- Temps qui rythme la mémoire implicite : les réactions chimiques élémentaires peuvent aboutir à des résultats opposés suivant l'intervalle entre deux potentiels d'action, ce qui modifiera le renforcement ou l'affaiblissement des synapses concernées et donc des traces synaptiques.
- Temps de maturation des systèmes et des boucles neuronaux, temps des récupérations après des lésions ou des infections cérébrales.

Tous ces besoins de temps sur le plan neuropsychologique peuvent servir de métaphores pour nous inciter à la patience :

- Le temps de latence pour comprendre ce que l'on a dit soi-même et la réaction de l'analysant.

- Il faut du temps aux nouveaux analystes pour trouver leur style et leur liberté entre le "laisser attendre longuement" croyant privilégier le "processus" analytique ou "déclarer tout de go" au patient ce que l'on vient de comprendre. L'interprétation trop précoce n'est pas assimilable au bon niveau : donner le sens d'une phrase prononcée ou d'un événement raconté peut rester comme un corps étranger si l'émotion reste réprimée, et trop fortement déplacée et fixée sur une autre représentation. Il en va de même si le non-conscient entraîne le récit du comportement sans élaboration possible. Il ne s'agit pas dans ce dernier cas, de refoulement ou de déplacement, mais de réponse conditionnée à l'apparition soudaine d'une caractéristique ; le temps est alors court-circuité dans le passage à l'acte ou la conversion somatique de l'analyste comme du patient.

- Le temps pour reconsidérer les bénéfices secondaires de la maladie et les certitudes intimes qui formatent la vie personnelle comme la vision du monde.

- Le temps pour accepter l'inconnu, l'ambigu, l'énigmatique, et les désillusions !

RÉFÉRENCES BIBLIOGRAPHIQUES

ANSERMET F., MAGISTRETTI, P., 2004. *A chacun son cerveau : Plasticité neuronale et inconscient.* Paris, Odile Jacob

BARBIZET J., 1982. "Les mécanismes cérébraux de la pensée" *Revue Française de Psychanalyse* Paris, PUF, 1982- 3

BENABBI P., Conférence donnée et enregistrée au Collège de France 2008 ; site : collège-de-france.fr

BERTHOZ A., 2009. *La Simplexité.* Paris, Odile Jacob

BLEGER J., 1979. Psychanalyse du cadre thérapeutique. *in : Crise, rupture et dépassement.* Collection Inconscient et Culture. Paris, Dunod, pp. 255-274

BOTELLA S. 2007. "La naissance de la pulsion". *Revue Française de Psychanalyse* 2007 -1

BOUBLI M., 2002. "Coexcitation et processus autocalmant". In : *Bulletin du Groupe Méditerranéen de la Société Psychanalytique de Paris*, n° 10 p 19.

BOWLBY J., 2002. *Attachement et perte. vol 1, l'attachement.* Paris, PUF 2007. *Attachement et perte. vol 3, la perte*, Paris PUF 2002.

CHAPEROT C., CELACU V., PISANI C., 2005. "Réflexions à propos des thèses et des propositions de Kandel relatives aux liens possibles entre psychanalyse et neurosciences, pour la défense d'une irréductibilité de l'objet". *Évolution psychiatrique.* Vol. 70, p.131

COTTRAUX J., 2005. Le déroulement de la thérapie par la réalité virtuelle. *La Recherche*, mars, n° 384, p. 40

DAMASIO A., 1999. *Le sentiment même de soi.* Paris, Odile Jacob

DAMASIO A., 2010. *L'Autre Moi-Même.* Paris, Odile Jacob

DANON-BOILEAU L., 2006. "La Force du langage", in : *Bulletin de la Société Psychanalytique de Paris,* nov.-déc. 2006 p. 19-100

DONNET J-L., 1989. "Influence théorique, emprunt interprétatif". *RFP* - 3

DUPARC F., 2005. "L'excitation et sa mise en cadre". *RFP*, 2005 -1, p.85

EUSTACHE F., WOLF M., 2002. *Trouble neurologique et conflit psychique*. Paris, PUF
EUSTACHE F., FAURE S., 2005, *Manuel de neuropsychologie*. Paris, Dunod
FREUD S., 1895. *Esquisse pour une psychologie scientifique.* OC, III, Paris, PUF
FREUD S., 1900. *L'interprétation des rêves*. Paris, P.U.F 1926, 1967, 1973.
FREUD S., 1913 *La disposition à la névrose obsessionnelle.* OC, XII, Paris, PUF
FREUD S., 1913. *Intérêt de la psychanalyse*. OC, XII, Paris, PUF
FREUD S., 1920. *Au delà du principe de plaisir,* OC, XV, Paris, PUF
FREUD S., 1922. *Le Moi et le Ça.* OC, XVI, Paris, PUF
FREUD S., 1926. *Inhibition symptôme et angoisse.* O.C. XVII, Paris, PUF
FOX KELLER E., 2007. " Physique et biologie, deux façons de penser le monde". *Revue La Recherche*, n° avril, p.61-64.
JEANNEAU A., 1982. "Le Moi incapable". *RFP,* n° 3 p. 572
KAËS R., & *al.* 1993. *Transmission de la vie psychique entre générations*. Paris, Dunod
KAËS, R., 2002. *La polyphonie du rêve, Une fonction conteneur du rêve comme du groupe*. Paris Dunod
KAËS R., 2012. *Le Malêtre*. Paris, Dunod (chapitres 8 et 9)
KANDEL E., 2007. *A la recherche de la mémoire : Une nouvelle théorie de l'esprit.* Paris, Odile Jacob, Marcel Filoche (Traduction).
KANDEL E., 2002. "La biologie et le futur de la psychanalyse : un nouveau cadre conceptuel pour une psychiatrie revisitée". in : *Évolution Psychiatrique*, Volume 67, p.40-82.
LAPLANCHE J., PONTALIS J.B., 1967. *Vocabulaire de la psychanalyse*. Paris, PUF.
LECHEVALIER B., 2003. *Le cerveau de Mozart*. Paris, Odile Jacob

LECHEVALIER B., et B., 2007. "Aborder la question de la conscience", *Revue Française de Psychanalyse,* T. LXXI, n° 2
LEDOUX, J., 2003. *Biologie de la personnalité.* Paris, Odile Jacob
LE MOAL M., 2008. "*Les processus opposants*". conférence donnée et enregistrée à la journée du Collège de France : collège-de-france.fr
LLINAS R., lecerveau.mcgill.ca/flash/i/i_12/i_12.../i.../i_12_cr_con.html
MANCIA M., 2007. "La mémoire implicite et l'inconscient non refoulé : leur rôle dans le processus thérapeutique". Conférence à la SPP. Citée par M. Netter, in *RFP* 1-2008 p.53.
NACHT S., 1963. *La présence du psychanalyste.* Paris, PUF.
NETTER M., 1994. "Le Roi composite ou la Force l'Imago". in : *RFP,* 1994-3
NETTER M., 2004. "Éviter la séparation, Éviter la réunion ou le dilemme de la dépendance", in : *RFP,* 2004-2
NETTER M., 2008. *"De certaines crises en fin de cure : entre fixité et plasticité*". In : *RFP,* 2008-1
NETTER M., 2012. "Non conscient et inconscient à propos de troubles de conscience de soi". in : *Nouvelles perspectives sur l'inconscient*, sous la dir. de André Barbier et Jean-François Daumark, Paris, L'Harmattan
PRAT R., 2013. *Maman-bébé : duo ou duel ?* Toulouse, Erès
RACAMIER P-C., 1992. *Le génie des origines.* Paris, Payot
RACAMIER P-C., 1995. *L'inceste et l'incestuel.* Paris, Les Éditions du Collège
ROUSSILLON R., 1991. *Paradoxes et situations limites de la Psychanalyse*, Paris, PUF.
RIBAS D., 2012. "De l'inconscient au Ça". in : *Nouvelles perspectives sur l'inconscient*, sous la dir. D'André Barbier et Jean-François Daumark. Paris, L'Harmattan
RIZZOLATTI G., SINIGAGLIA C., 2008. *Les neurones miroirs.* Paris, Odile Jacob

SIKSOU M., 2005. *Introduction à la neuropsychologie*. Paris, Dunod

SQUIRE L-R et KANDEL E-R., 2002. *La mémoire : de l'esprit aux molécules.* Champs Flamarion, coll. Poche. 2005

WRIGHT J-J., PANKSEPP J., 2012. An Evolutionary Framework to Understand Foraging, Wanting, and Desire: The Neuropsychology of the SEEKING System, in : *Neuropsychoanalytic Journal,* 2012- 1

Revues :

LA RECHERCHE, février 2007, n° *4*

REVUE FRANÇAISE DE PSYCHANALYSE 2007, Neurosciences et Psychanalyse, t. *LXXI*, n° 2 : Entre autre : Lechevalier B.& B. Aborder la question de la conscience

On peut consulter aussi :

L'ENCYCLOPÉDIE UNIVERSALIS, *article causalité*

UNIVERSITÉ DE MONTRÉAL (CANADA, 2008) : site : www.lecerveau.mcgill.ca Thème : Au cœur de la mémoire, niveau cérébral et autres thèmes.

INDEX THÉMATIQUE SIGMUND FREUD rédigé par Alain DELRIEU et publié par éd. ÉCONOMICA, 3ème édition 2008, en particulier le chapitre : Biologie/Biologisme de Freud.

JOURNAL FOR PSYCHOANALYSIS AND THE NEUROSCIENCES, Londres, édité chez Routledge Taylor & Francis Group, par The International Neuropsychoanalysis Society. New York City

INDEX DES TERMES TECHNIQUES

IMAGO : ce mot vient du latin imago qui signifie selon son sens propre : “Ce qui imite, ce qui ressemble, ressemblance : cet enfant est l’image de son père.” Émile Littré, *Dictionnaire de la langue française*, Tome 3, p.3096. Ce terme imago est utilisé, dans ce travail, pour désigner une représentation souvent inconsciente d’un personnage à la fois majeur (par exemple le père) et qui attire les aspirations à la ressemblance autant qu’à la conquête du pouvoir sur la famille. Cette représentation peut comporter des superpositions de traits de caractère ayant appartenu à d’autres personnages du passé amalgamés dans cette imago, on dit qu’elle est composite. Freud parle de condensation surtout à propos des images de rêves.

MÉMOIRE SÉMANTIQUE : stocke les connaissances générales que nous avons sur le monde

MÉMOIRE ÉPISODIQUE : conserve les faits que nous avons vécu, leur contexte factuel et émotionnel

MÉMOIRE PROCÉDURALE : garde les apprentissages, les séquences qui les constituent et permet l’établissement de réflexes conditionnés qui nous rendent capables de mettre en œuvre ces procédures apprises.

SEEKING SYSTEM : de Jason S. Wright & Jaak Panksepp : pulsion à chercher, elle s’éveille dans le tronc cérébral et met en route le reste du cerveau, elle est l’étayage de la PULSION ÉPISTÉMOPHILIQUE de BION : besoin du savoir, (épistémé) ; amour de la découverte de l’objet du besoin vital, certes, mais aussi du meilleur trajet pour le rejoindre, le comprendre et l’intégrer.

SPIN : Mouvement d’une particule autour d’elle-même. Ce mouvement (tournoiement) est quantifié, il ne peut prendre que certaines valeurs. (Dictionnaire de Littré-Supplément page 466). C’est la fixation de la valeur de cet arrêt qui pour

Erik Kandel pourrait être l'étiquette d'un souvenir. Cette fixation serait obtenue au terme d'une suite de transmissions synaptiques déclenchées, elles-mêmes, par les influx nerveux qui les traversent.

PSYCHANALYSE
AUX ÉDITIONS L'HARMATTAN

Dernières parutions

TANGO ARGENTIN ET PSYCHANALYSE
Innovations thérapeutiques
VERONIQUE SAFERIS, Véronique Saféris
Le tango argentin est une danse qui agit comme un miroir de nous-mêmes à travers l'autre. Au bal, les enjeux universels de la rencontre se rejouent éternellement avec acuité. Les potentialités thérapeutiques du tango ont été analysées et conceptualisées pour créer la tangothérapie psychanalytique avec le concept du mouvement relationnel. Cet ouvrage novateur intéressera particulièrement les professionnels de la psychanalyse et de la psychothérapie, de la thérapie de groupe et de couple, les psychomotriciens, les danse-thérapeutes ainsi que les danseurs et professeurs de tango argentin.
(Coll. Espaces théoriques, 286 p., 29 euros)
ISBN : 978-2-343-17120-3, EAN EBOOK : 9782140119514

LE RÉEL EN PSYCHANALYSE
Entre épreuve et preuve
Elie Doumit
En reprenant très rigoureusement et très pédagogiquement les grandes articulations de l'enseignement de Lacan, Élie Doumit déplie patiemment les enjeux de cette histoire et de cette parole, non sans y rencontrer l'impossible et ainsi y laisser entrevoir, par la lettre, ce que serait l'épreuve et la preuve du Réel.
EME éditions (Coll. Lire en psychanalyse, 229 p., 23,5 euros)
ISBN : 978-28-066-3674-4, EAN EBOOK : 9782806651563

LA PSYCHANALYSE
Les sources d'inspiration de Jacques Lacan du Parménide à Averroès
Stoïan Stoïanoff-Nenoff
Cet essai nous invite à revisiter plusieurs points de l'enseignement de Jacques Lacan que le psychanalyste a repris et développé à partir de certaines propositions d'auteurs anciens. Chemin faisant, on est en mesure de redessiner le noeud borroméen d'après son origine géographique. A l'instar de Porphyre, Lacan n'a-t-il pas rajeuni de vieux mythes en leur donnant une portée psychanalytique ?
(166 p., 18 euros)
ISBN : 978-2-343-15197-7, EAN EBOOK : 9782140114946

LA NAISSANCE DU LIEN

Essai

Anne-Laure Galtier

C'est dans le corps de la femme que'enfant est conçu. C'est là qu'il grandit. Rien ne remplace la grossesse. Pour l'instant on ne peut pas en faire l'économie. Souvent par le sexe de la femme l'enfant né, au sein de la femme l'enfant tète. Il y a ce corps à corps primordial au démarrage de la vie. La grossesse semble incontournable pour faire naître un enfant. Cette expérience singulière, unique, marquera définitivement l'enfant et la femme. Le lien se tisse, s'apprend, dans ce plein et ce vide, entre désir et angoisse, entre demande et réponse, entre frustration et satisfaction. Notre lien à l'autre, notre rapport au monde, prend naissance de manière « éternelle » au corps de l'autre.

(Coll. Nomino ergo sum, 86 p., 12 euros)

ISBN : 978-2-343-16308-6, EAN EBOOK : 9782140111624

ÉDUCATION, FORMATION ET PSYCHANALYSE : UNE INSISTANTE ACTUALITÉ

Ouvrage coordonné par Louis-Marie Bossard, Sophie Lerner-Seï et Philippe Chaussecourte

Cet ouvrage prolonge le cinquième congrès CLIOPSY qui a eu lieu en mai 2017 à l'université Paris Descartes et marque une nouvelle étape dans les productions du champ de la clinique d'orientation psychanalytique en éducation et en formation. Il montre en particulier que de nouvelles méthodes et médiations se développent avec une diversité de références psychanalytiques, faisant émerger des questionnements en matière d'épistémologie et de méthodologie.

(Coll. Savoir et formation, 206 p., 22 euros)

ISBN : 978-2-343-16515-8, EAN EBOOK : 9782140111136

LOUANGE, L'ENFANT DU PLACARD

Psychothérapie analytique d'un enfant autiste

Christine Bouyssou-Gaucher

Préface de Pierre Delion

Voici un livre touchant et profond qui va réjouir nos contemporains qui estiment que la psychanalyse a quelque chose à proposer pour les enfants autistes, et plus largement, tous ceux auxquels rien de ce qui est humain n'est étranger. Il s'agit d'un récit précis, concis et vivant de la cure de Louange, un enfant ravagé par le processus autistisant depuis son plus jeune âge. Christine Bouyssou-Gaucher, sa psychanalyste, nous raconte en détail l'évolution de cet enfant pendant de nombreuses années. En plus d'être une démonstration éblouissante de l'efficacité de la psychanalyse dans l'autisme, ce livre est un outil pour tous les praticiens qui voudraient s'y engager. Les parents aussi peuvent lire ce récit pour s'en nourrir, tant le message d'espoir qu'il contient est basé sur une réalité clinique palpable et partageable.

Editions Penta (238 p., 24,5 euros)

ISBN : 978-2-917714-22-5, EAN EBOOK : 9782140111426

LE PASSE-PORT

Entre poésie et psychanalyse

Christiane Anglés Mounoud

Entretiens de Christiane Anglès Mounoud et Jean Godebski avec Paule Plouvier

Paule Plouvier, Christiane Anglés Mounoud, Jean Godebski : trois générations, trois itinéraires, trois voix et plusieurs croisements entre poésie et psychanalyse. Ce livre-entretien est survenu lorsque Paule Plouvier constata un jour qu'il lui restait à « écrire sur la sagesse ». Une histoire hors norme, de révolte, d'invention et enfin de compassion. Entre amour-haine et humanité, entre Orient et Occident. Un passeport pour la vie, entre la force de la poésie et l'ouverture fragile de la psychanalyse-parcours initiatique-succession de passages, combat et sagesse mêlés.

(Coll. Sexualité et genre : fiction et réalité, 116 p., 13,5 euros)

ISBN : 978-2-343-16238-6, EAN EBOOK : 9782140110481

LA RADICALISATION

ou La résurrection du père par le fanatisme

Julien Maucade

Le processus conduisant à la radicalisation dans son aboutissement extrême est un passage à l'acte terroriste. En quoi l'avènement de la radicalisation avec ce qui s'ensuit, c'est-à-dire le passage à l'acte terroriste, peut-il représenter un signe d'un malaise grandissant des sociétés post-modernes ? Nous sommes en droit de nous interroger sur ce qui justifie ce mode de "surgissement" de la religion dans la vie quotidienne et son ampleur. Il s'agit d'aller au plus profond du questionnement sur le rapport du fanatisme et du terrorisme avec la religion et le caractère éminemment spirituel du tout religieux. La spécificité religieuse caractérise aujourd'hui le phénomène, en particulier l'islam, et oriente l'observation vers un approfondissement des connaissances des dogmes de la troisième religion monothéiste.

(Coll. Études Psychanalytiques, 248 p., 26 euros)

ISBN : 978-2-343-16255-3, EAN EBOOK : 9782140107795

LE COMPLEXE DE JOSIANE

Nouvelles psychanalytiques

Michel Granek

Des "Études de cas" de Freud, on a pu dire qu'elles "se lisent comme des romans". Voici des "Nouvelles psychanalytiques" dont on pourra dire qu'elles "se lisent comme des cas cliniques. Entre le divan freudien et la loupe de Conan Doyle, le lecteur avancera à travers énigmes et intrigues jusqu'aux surprenants dénouements. Par un crescendo dramatique inexorable, Michel Granek offre au lecteur le miroir où il pourra entrendre l'écho des vicissitudes de sa propre quête inconsciente. Celle d'une vérité à chaque fois subjective, enfouie et qu'il croyait oubliée(er).

Editions Penta (242 p., 23,5 euros)

ISBN : 978-2-917714-21-8, EAN EBOOK : 9782140108419

LA SUBJECTIVITÉ FACE AU DÉSASTRE

Subjectivation et catastrophes

Saverio Tomasella

La catastrophe correspond à une rupture de la continuité existentielle de personnes, de familles et de communautés. Plus qu'une somme de deuils et de traumatismes, elle engendre un véritable bouleversement des subjectivités, pouvant entraîner la désubjectivation de celles et de ceux qui y sont confrontés ou qui en sont témoins. Après une telle expérience du chaos, quelles sont les possibilités de resubjectivation ?

(Coll. Psychanalyse et civilisations, 272 p., 27 euros)

ISBN : 978-2-343-16296-6, EAN EBOOK : 9782140107009

PSYCHOLOGIE DE L'INCONSCIENT ET DIEU FREYR DU MYTHE SCANDINAVE

Le mythe de Freyr dans l'Edda en prose de Snorri Sturluson

Charles Marsel

Le mythe de FREYR fait suite au mythe de création des HYPERBORÉENS. Ces peuples du Nord, furent les maîtres du monde connu durant l'épopée VIKING, qui fut le chant du cygne de la civilisation des mégalithes. Snorri STURLUSON, initié scalde du XIIième siècle, en transmet les savoirs et l'hermétisme sur le point de s'éteindre. Les antiques dieux Vanes, SKADI, NJORD, FRYER et FREYJA y sont revisités, selon les principes de la psychologie des profondeurs. L'étude de leurs participations aux épisodes mythiques décrits dans l'Edda, éclaire leur qualité archétype et la richesse des contenus accessibles, tel que la dimension astrale de l'humain, que le rationalisme n'a toujours pas constellé, malgré les preuves scientifiques accumulées. La filiation de cette étude, est celle de la branche française de psychologie junguienne, fondée par Étienne PERROT.

(Coll. Psychanalyse et civilisations, 320 p., 33 euros)

ISBN : 978-2-343-14525-9, EAN EBOOK : 9782140106231

LA HÂTE, UN TEMPO POUR AUJOURD"HUI

Henri Mialocq

Pourquoi, avec la psychanalyse, la philosophie et même la physique, penser la hâte comme un tempo pour un aujourd'hui ? Un aujourd'hui déjà tant précipité et stressant. Pourquoi lui donner de l'importance quand il s'agirait au contraire de donner du temps au temps, de prendre les choses et les gens avec mesure et apaisement ?

(Coll. Études Psychanalytiques, 174 p., 18 euros)

ISBN : 978-2-343-15980-5, EAN EBOOK : 9782140103865

MON CHAT CHEZ LACAN

Laurence Jean

Par le biais d'une fiction, dans laquelle un chat fait la curieuse expérience d'aller se raconter chez un psychanalyste, Laurence Jean introduit un questionnement sur un nouveau statut à accorder aux animaux domestiques. Faut-il leur reconnaître une subjectivité, des droits, une certaine liberté? En quoi cela peut-il, voire doit-il modifier notre rapport à eux ?

(Coll. Mouvements des Savoirs, 124 p., 14 euros)

ISBN : 978-2-343-15419-0, EAN EBOOK : 9782140098499

Structures éditoriales du groupe L'Harmattan

L'Harmattan Italie
Via degli Artisti, 15
10124 Torino
harmattan.italia@gmail.com

L'Harmattan Hongrie
Kossuth l. u. 14-16.
1053 Budapest
harmattan@harmattan.hu

L'Harmattan Sénégal
10 VDN en face Mermoz
BP 45034 Dakar-Fann
senharmattan@gmail.com

L'Harmattan Cameroun
TSINGA/FECAFOOT
BP 11486 Yaoundé
inkoukam@gmail.com

L'Harmattan Burkina Faso
Achille Somé – tengnule@hotmail.fr

L'Harmattan Guinée
Almamya, rue KA 028 OKB Agency
BP 3470 Conakry
harmattanguinee@yahoo.fr

L'Harmattan RDC
185, avenue Nyangwe
Commune de Lingwala – Kinshasa
matangilamusadila@yahoo.fr

L'Harmattan Congo
67, boulevard Denis-Sassou-N'Guesso
BP 2874 Brazzaville
harmattan.congo@yahoo.fr

L'Harmattan Mali
Sirakoro-Meguetana V31
Bamako
syllaka@yahoo.fr

L'Harmattan Togo
Djidjole – Lomé
Maison Amela
face EPP BATOME
ddamela@aol.com

L'Harmattan Côte d'Ivoire
Résidence Karl – Cité des Arts
Abidjan-Cocody
03 BP 1588 Abidjan
espace_harmattan.ci@hotmail.fr

L'Harmattan Algérie
22, rue Moulay-Mohamed
31000 Oran
info2@harmattan-algerie.com

L'Harmattan Maroc
5, rue Ferrane-Kouicha, Talaâ-Elkbira
Chrableyine, Fès-Médine
30000 Fès
harmattan.maroc@gmail.com

Nos librairies en France

Librairie internationale
16, rue des Écoles – 75005 Paris
librairie.internationale@harmattan.fr
01 40 46 79 11
www.librairieharmattan.com

Lib. sciences humaines & histoire
21, rue des Écoles – 75005 Paris
librairie.sh@harmattan.fr
01 46 34 13 71
www.librairieharmattansh.com

Librairie l'Espace Harmattan
21 bis, rue des Écoles – 75005 Paris
librairie.espace@harmattan.fr
01 43 29 49 42

Lib. Méditerranée & Moyen-Orient
7, rue des Carmes – 75005 Paris
librairie.mediterranee@harmattan.fr
01 43 29 71 15

Librairie Le Lucernaire
53, rue Notre-Dame-des-Champs – 75006 Paris
librairie@lucernaire.fr
01 42 22 67 13

www.ingramcontent.com/pod-product-compliance
Lightning Source LLC
LaVergne TN
LVHW051353061026
849535LV00009B/3156
* 9 7 8 2 3 4 3 1 8 1 3 6 3 *